Anja Blaku

Medical Move

Gesundheitstraining der Zukunft

D1666597

Titel: Anja Blaku
        Medical Move® – Gesundheitstraining der Zukunft

© 2006 by Hubert Krenn VerlagsgesmbH Wien
        www.hubertkrenn.at

Lektorat: Sascha Schipflinger

Fotos: Andreas Riedmann, Georg Michael Thellmann, PhotoDisc, Archiv Anja Blaku

Umschlag, Layout und Satz: Peter Furian und Georg Michael Thellmann – www.furian.at

Druck und Bindung: Druckerei Theiss GmbH, A-9431 St. Stefan

ISBN 3-902532-00-9

Medical®

Anja Blaku

Move

Gesundheitstraining der Zukunft

- Bewegung in Harmonie
- rundherum wohlfühlen
- individuelles Training
- Basisprogramm in Bildern

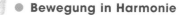

Medical®
Move
Gesundheitstraining der Zukunft

KRENN ✸

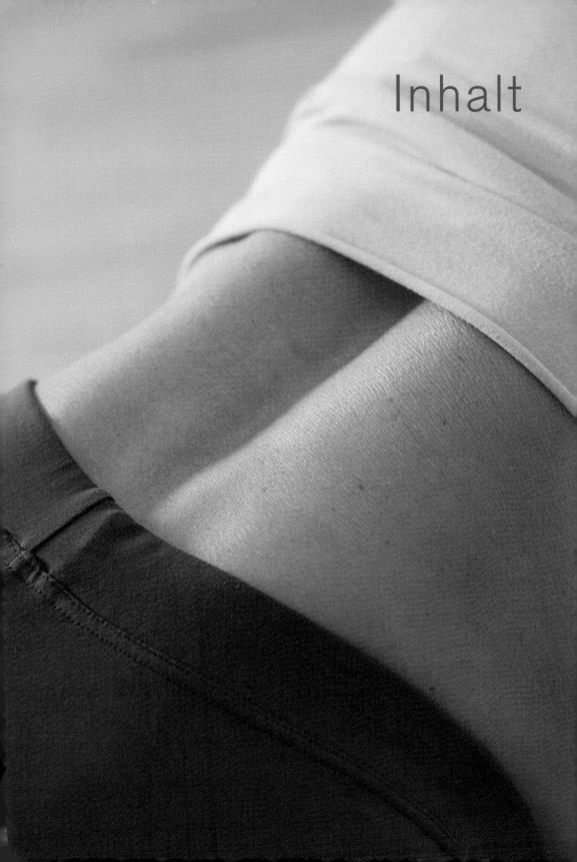

Inhalt

Einleitung

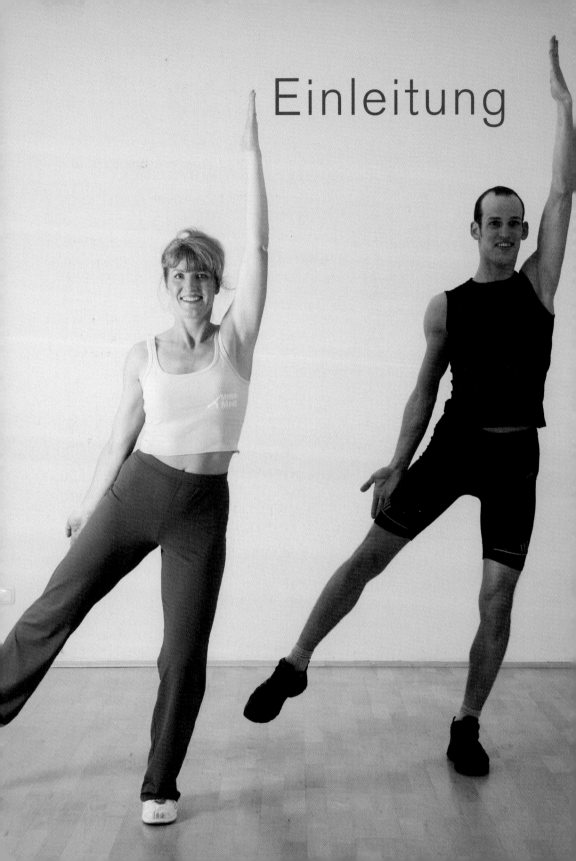

Einleitung

Was bringt Ihnen Medical Move?

Sie haben die große Chance, zu erfolgreichen Komponisten Ihrer Bewegungsabläufe zu werden. Wie bei einem Musikstück werden unterschiedliche Stimmen, man kann auch sagen, unterschiedliche Melodien in absoluter Harmonie aufeinander eingestimmt.

Die **„erste Stimme"** spielen bei **Medical Move** die Beine, die **„zweite Stimme"** der Oberkörper. Zeitgleich eingesetzt, entstehen ungeahnt effektive und fließende Bewegungen. Das wunderbare Ergebnis ist ein ganz neues Körpergefühl, das mit einem wesentlich verbesserten Gesundheitszustand einhergeht.

Da der herausragende Wert des präventiven Trainings inzwischen nicht nur durch Sportmediziner und -wissenschaftler bestätigt und propagiert wird, sondern auch beim Großteil der Bevölkerung bekannt ist und auf stetig steigendes Interesse stößt, ermöglicht dieses Buch allen einen erfolgreichen Schritt Richtung Gesundheit.

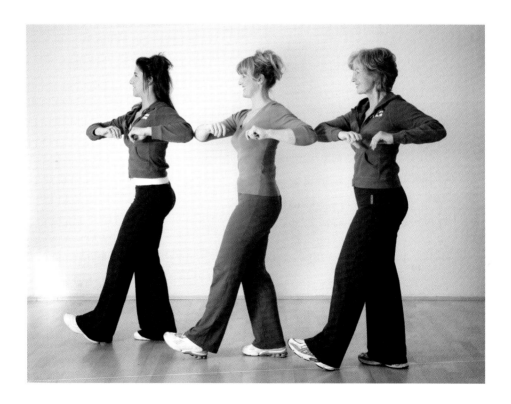

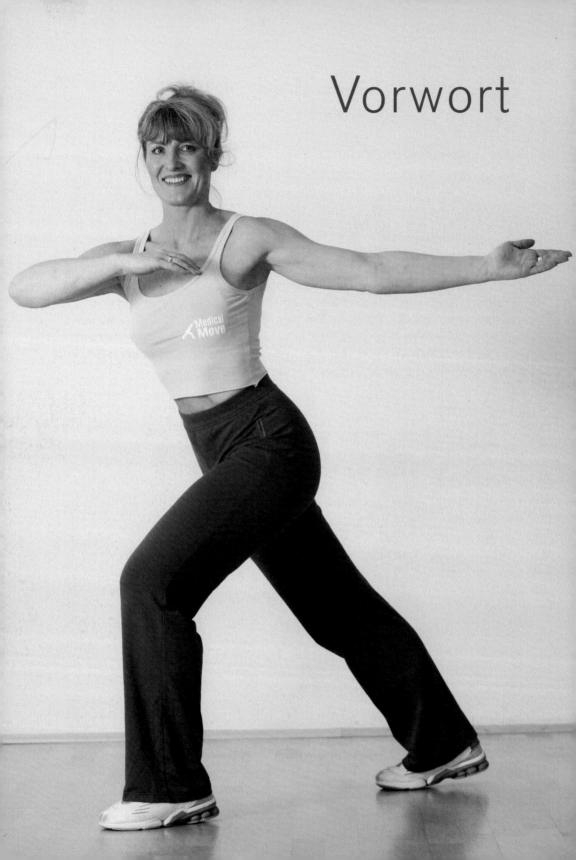

Vorwort

Training ja – aber mit Konzept!

In den vergangenen zwei Jahrzehnten haben sich aus der ursprünglichen Aerobic unzählige Varianten des Trainings in der Fitness-Szene entwickelt. Damals wurden die Kursteilnehmer und -teilnehmerinnen wahllos gemeinsam unterrichtet – ohne eine sinnvolle Einstufung nach körperlichen Voraussetzungen, sportlichen Erfahrungen und eventuellen krankheitsbedingten Einschränkungen.

Die Flut derer, die wegen Sportverletzungen die Wartezimmer der Ärzte füllte, ließ die Vermutung aufkommen, dass diese Art des Trainings von nur kurzer Lebensdauer sein würde. Bedingt durch das wirklich große Interesse (vor allem) der (weiblichen) Bevölkerung haben sich Fachleute dieser Thematik angenommen und die Techniken so modifiziert, dass auch für Ungeübte ein gefahrloser Einstieg möglich geworden ist. Trotzdem lassen sich die überarbeiteten Varianten nicht als Gesundheitssport bezeichnen. **Medical Move** jedoch geht einen wesentlichen Schritt weiter und erfüllt die Bedingungen des präventiven Gesundheitssports in vollem Umfang.

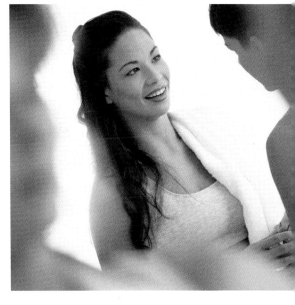

Der Bedarf nach Trainingsformen mit ganz klarer präventiver Ausrichtung stieg in den vergangenen Jahren deutlich an. Das Bedürfnis nach Sinnhaftigkeit, angemessener Intensität und Individualität steht bei den meisten „Neuanmeldungen" in Fitnessstudios, aber auch im Falle eines Hometrainings oder einer Trainingseinheit mit einem Privattrainer ganz deutlich im Vordergrund. Diese Tatsache sorgt so für eine stete Weiterentwicklung der Sport- und Fitnessbranche.

Jenseits der Themen wie Aerobic, Fatburner und Tai-Bo haben Pilates, Wirbelsäulengymnastik, Yoga und Bodyshape Hochkonjunktur. Ruhigere Musik, langsamere Bewegungsabläufe und weniger Choreografie erfreuen besonders die 40plus-Generation. Jede dieser genannten Trainingsformen verzeichnet jedoch Defizite in der Effektivität. Manche enthalten sogar kontraproduktive Elemente, die nicht der Idee des präventiven Gesundheitssports entsprechen. Die Krux dabei ist, dass der „Endverbraucher" bzw. Konsument selten über physiologische Grundkenntnisse verfügt.

Wie soll nun beim Ausprobieren verschiedener Angebote das wertvollste heraus-gefunden werden?!

Dieses Buch kann dem Leser ein Basiswissen vermitteln, mit dem er seine Sport-angebote in den grundlegenden Zügen beurteilen vermag. Durch **Medical Move** findet es eine geeignete Ergänzung oder zunächst den Einstieg in regelmäßiges Training.

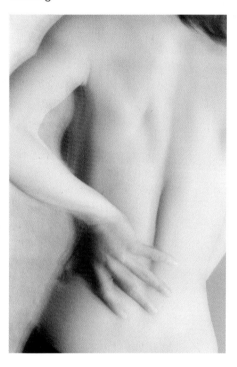

Bei dieser Form des Trainings werden Ausdauer, Kraft, Balance, Beweglichkeit und Bodycare (damit ist ein aufmerksamer Umgang mit dem eigenen Körper gemeint) in den Mittelpunkt des Geschehens gerückt. Unter diesen Aspekten sollte das eigene Trainingsverhalten einmal unter die Lupe genommen werden. Wer möchte denn schon jahrelang – in der Annahme, sich etwas Gutes zu tun – trainieren und im Nachhinein wenig gewünschte Effekte erzielen oder gar Beschwerden genau deshalb bekommen, und das dann noch vermutlich für viel Geld. Erfreulicherweise steigt die Zahl der gut ausgebildeten Trainer stetig an. Nach wie vor gibt es aber einen erschreckenden Wildwuchs, da keine Mindestvoraussetzungen existieren, um in die Trainerrolle schlüpfen zu dürfen.

Unglaublich, aber wahr: Frau Angelika M-R. räumt nach dem Auszug ihrer Tochter in der Wohnung tatkräftig herum (sie ist also keine zwanzig mehr!). Als sie beladen mit buntem Allerlei die Leiter von der Galerie heruntersteigt, tritt ein Fuß ins Leere, und was folgt, ist klar: Sie fällt. Sofort schießt ihr der häufig während des **Medical Move**-Trainings geschilderte und geübte Squat (Grätscheposition der Füße) mit gebeugten Knien und stabilisiertem Rücken in den Kopf. Sie schmeißt die Sachen von sich und bereitet sich in Bruchteilen von Sekunden auf die Landung vor. Und? Perfekt!

Die antrainierte Kraft der Oberschenkel- und Gesäßmuskulatur hat keinen Zweifel daran gelassen, dass Angelika heil und unversehrt auf dem harten Boden aufkommen würde. Die üblichen katastrophalen Folgen eines solchen Sturzes sind ihr erspart geblieben. Erleichtert und dankbar berichtet sie beim nächsten Termin ihrer Trainerin davon.

Checkliste

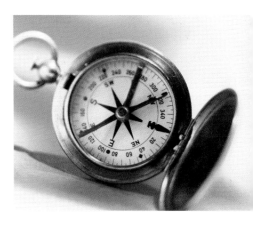

Um, wie empfohlen, sein Training qualitativ einstufen zu können, folgen nun einige elementare Punkte. Hinweise, die auf ein sinnvoll durchdachtes Group-Fitness-Training schließen lassen (bei privatem Training zuhause empfiehlt sich die Berücksichtigung dieser Punkte durch den Aktiven selbst bzw. durch einen Privattrainer):

1) Der Trainer stellt sich den neuen Teilnehmern vor, fragt nach dem Namen und klärt im Vorfeld eventuelle gesundheitliche Probleme ab.

2) Vor dem ersten Training misst der Trainer den Blutdruck und untersagt das Training ab einem Wert von 160/90 mmHg. Er empfiehlt in diesem Fall dringend den Besuch beim Facharzt und weist auf die grundlegend sehr erfolgreiche Senkung dieser Werte durch Ausdauersport hin, allerdings nach erfolgreicher Senkung des Blutdrucks und in Absprache mit dem Arzt. Schon nach einigen Monaten besteht die Chance, eventuell verschriebene Medikamente wieder abzusetzen. Auch für diese Entscheidung ist der Rat des Arztes hinzuzuziehen.

3) Bei Bandscheibenproblemen erkundigt sich der Trainer nach der genauen Lage und achtet während des Kurses auf eine einwandfreie Technik der betroffenen Person. In akuten Schmerzsituationen wird auf die Physiotherapie verwiesen.

4) Es folgen während des Trainings bezüglich der Ausführung Gruppen- sowie Einzelkorrekturen auf eine freundliche und nachvollziehbare Art und Weise.

5) Wenn technisch gut trainiert wird, erfolgt eine positive verbale Unterstützung.

6) Auf eine Aufrichtung des Oberkörpers wird bei Bedarf hingewiesen.

7) Mit den Knien wird während der Beugung Richtung Fußspitze trainiert, um eine X-Beinstellung zu verhindern, sofern diese nicht genetisch bedingt ist.

8) Mehrmals pro Stunde wird an eine kontinuierliche Atmung erinnert.

9) Es wird der Tipp gegeben, bei Interesse an genauen Angaben über die optimale Trainingspulsfrequenz ein Belastungs-EKG mit **Lactat-Test*** durchzuführen.

10) Das Training enthält Phasen für
- die Ausdauer (mindestens 20 Minuten)
- die Haltung (annähernd die gesamte Trainingseinheit lang)

- die Rückenkräftigung   (mindestens 20 Minuten)
- die Oberschenkelkraft   (mindestens 20 Minuten)
- die Gesäßkräftigung   (mindestens 20 Minuten)
- den Bauch   (ca. 10 Minuten)
- das Senken der Schultern   (annähernd durchgängig)
- das Gleichgewicht   (ca. 5 Minuten)
- die Koordination   (als roter Faden durchlaufend)
- die Körperwahrnehmung   (mehrmals pro Stunde)
- die Beweglichkeit   (mehrfach/Std., z. B. für die Schulterpartie, die Wirbelsäule, die Hüftgelenke)

Auch handelt es sich um ein gut konzipiertes Training ...

11) ... wenn Trinkpausen von der Lehrperson für alle eingebaut werden.

12) ... wenn der Trainer bei Überanstrengung einer Person auf eine individuelle Verringerung der Intensität achtet.

13) ... wenn der Trainer seine Frontalposition ab und zu verlässt, um von der Seite und von hinten die Ausführung zu checken und bei Bedarf korrigiert.

14) ... wenn das Tempo der Musik nicht zu schnell ist.

15) ... wenn die Teilnehmer die vorgegebenen Bewegungen größtenteils beherrschen. Sollten alle bis auf einen (oder zwei) technisch sauber arbeiten, dann war dieser Kurs für den Betroffenen die falsche Wahl. Der Trainer sollte Alternativen aufzeigen.

16) ... wenn der Trainer das Tempo verlangsamt, weil sich die meisten Teilnehmer mit schlechter Ausführung durch die Übungen hetzen, er sich also der erhöhten Verletzungsgefahr und des geminderten Trainingseffektes bei zu schneller Ausführung sehr wohl bewusst ist!

17) ... wenn die Stunde mit einer moderaten Aufwärmphase beginnt, die fünf bis zehn Minuten dauert.

18) ... wenn im Kurs nur dann gejoggt, gehüpft oder gesprungen wird, wenn keine Neueinsteiger unter den Teilnehmers sind, niemand an Übergewicht leidet oder über Rückenbeschwerden klagt.

19) ... wenn die Trainingseinheit aus einer Mischung dynamischer und statischer Elemente besteht.

Anhand dieser Auflistung wird schon deutlich, dass ein Training, das diese Aspekte alle erfüllen möchte, eigentlich überdimensional lange dauern müsste. Der Schlüssel zum Erfolg in dennoch kürzerer Zeit ist das **Medical Move**-Kombinationsprinzip.

Um allen Lesern die Notwendigkeit eines solchen Trainings plausibel zu machen, folgen nun zunächst einige wichtige Grundinformationen.

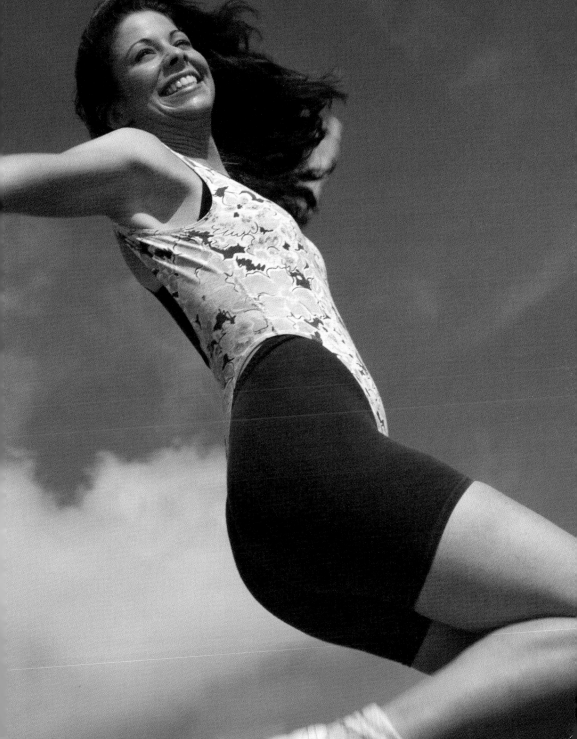

Grundinformationen

Worauf basiert Medical Move?

Gesundheit – ist das die Abwesenheit von Krankheit?

Nein! Gesundheit ist ein Zustand des menschlichen Seins, der sich aus körperlichen und psychischen Komponenten zusammensetzt. Gesundheit steht wie ein Gebäude auf vielen Säulen. Ein freundliches und interessiertes soziales Umfeld, familiäre und partnerschaftliche Liebe, ein Gleichgewicht zwischen Arbeit und Erholung, ausreichend Schlaf, das Ausleben der Talente, das Verfolgen sinnvoller Ziele, ausgewogene Ernährung und physiologisches regelmäßiges Training sind einige davon.

Interessanterweise spielt in den meisten Fällen die subjektive Wahrnehmung des objektiven Zustandes eine beträchtliche Rolle.

Der stufenlose Übergang zwischen topfit und ernsthaft krank, der sich schleichend über viele Jahre vollzieht, ist mit all seinen Facetten Thema dieses Buches.

Vorerst nun ein Blick auf die Faktoren, die unseren körperlichen Zustand ausmachen:

Die Säulen der menschlichen Gesundheit

- Herz-Kreislauf-Funktion
- Wirbelsäulenstabilität und -flexibilität
- Körperstatik
- Lungenfunktionsfähigkeit
- Gelenkbeweglichkeit
- Kraft
- Bewegungsbereitschaft
- Hormonelles Gleichgewicht
- Seelische Balance
- Verdauung
- Körperwahrnehmung
- Gleichgewichtsvermögen
- Schlafrhythmus

- Flüssigkeitshaushalt
- Stoffwechsel
- Regenerationsmöglichkeit
- Beziehungsfähigkeit
- Sinnvoll genutzte Fähigkeiten
- Ernährungsvielfalt
- Geistige Anregungen
- Sexuelle Aktivität

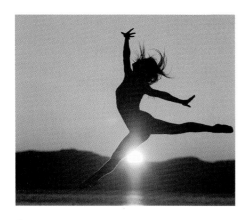 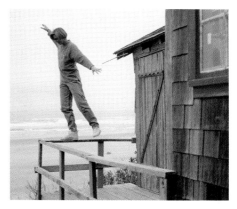

So ...   ... oder so! Aber eins steht nun mal fest:

Der objektive Gesundheitszustand genauso wie das subjektive Empfinden darüber sind von unterschiedlichen Einflüssen und Faktoren abhängig. Ob der Ist-Zustand jedoch als zufrieden stellend oder negativ gesehen wird, bleibt immer ein wenig typbedingt. Was aber für alle gilt, ist, dass Gesundheitssport das Befinden verbessert. Egal, ob die eine oder andere der genannten Säulen einmal etwas ins Wanken gerät, körperliches Training befriedigt das Grundbedürfnis nach Bewegung und muntert auf. Dieses Bedürfnis ist allen Menschen angeboren, jedoch häufig stark verkümmert.

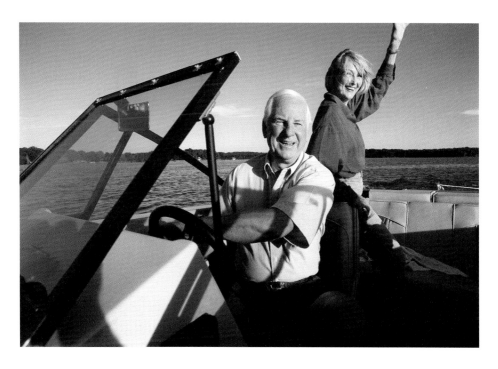

Die Ausgangssituation

Denkt man ein wenig ernsthafter über diese Konstellation nach, wird jedem bewusst, dass die Gesundheit ein recht komplexes Gebilde ist. Die Spezies Mensch ist glücklicherweise widerstandsfähig, tolerant in Bezug auf Abweichungen vom optimalen Zustand.

Um genau zu sein: Die ideale Konstellation ist niemals gegeben, sie existiert nur als Idee. In der Annäherung daran liegt aber die große Chance, die Lebensqualität zu verbessern.

Die Realität

Bei genauerer Betrachtung entdeckt man, dass sich – schleichend im Hintergrund – Defizite ansammeln, die in Form einer Krankheit irgendwann zum Ausbruch kommen können. Oftmals dauert es Jahre, ja sogar Jahrzehnte, bis die kleinen Sünden ein Krankheitsbild entstehen lassen. Jeder kennt natürlich die „rühmlichen" Ausnahmen, aber: Die Krankheitsstatistik kommt nicht von ungefähr, und die Ausnahmefälle sind – bezogen auf den gesamtgesellschaftlichen Gesundheitszustand – komplett irrelevant. Und die Krankenkassen zahlen fleißig, obwohl das Mitglied möglicherweise alles dazu beigetragen hat, genau diesen desolaten Zustand zu begünstigen. Angesichts des demografischen Wandels und einer stetig teurer werdenden Finanzierung des Sozialsystems gilt für jeden Einzelnen, die beeinflussbaren Beschwerden des Älterwerdens drastisch zu verringern. Und das ist machbar! Anderenfalls bricht die finanzielle Last über uns allen demnächst zusammen! Die Tatsache, dass die durchschnittliche Lebenserwartung zehn bis 15 Jahre über dem Rentenalter liegt, macht die Dringlichkeit deutlich, sich bis ins hohe Alter fit zu halten.

Der aktiv arbeitende Teil der Bevölkerung ist sonst mit der Finanzierung der Menschen im Ruhestand überfordert. Prognostiziert man die Entwicklung in vier Jahrzehnten, so zeigt sich ganz deutlich, dass jetzt gehandelt werden muss, um später die Früchte dieser positiven Veränderung ernten zu können. Genauer gesagt, um die Fehler von heute nicht den nachfolgenden Generationen aufzubürden.

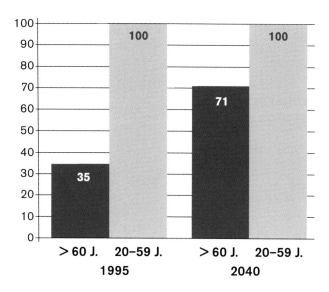

(Quelle: Deutsches Ärzteblatt, Bericht der Bundesregierung)

Das Wunderbare an dieser Chance ist, dass es in der Eigenverantwortlichkeit von jedem Einzelnen liegt: niemand kann ein Veto einlegen, kein Antrag muss gestellt werden, kein Antrag abgelehnt werden ... Das heißt aber auch: Es gibt keinen Grund mehr, den Start des Trainings aufzuschieben.

Heute ist der Tag, an dem sich bei Ihnen eine vorteilhafte Veränderung im Tagesverlauf etablieren kann.

Und wer jetzt, an dieser Stelle sofort beginnen möchte, starte bitte mit der Seite 81 durch.

Einem späteren Weiterlesen steht ja nichts im Wege.

Verschieben Sie lieber das Lesen als das Moven!

TIPP: Trainieren Sie mindestens einmal pro Woche so lange, wie Sie durchschnittlich pro Tag lesen, Fernsehen und am Computer sitzen. (Keine Angst, alle, die aus beruflichen Gründen in einem großen Umfang diesen Tätigkeiten ausgesetzt sind, müssen nicht acht Stunden aktiv sein!! Sie können ihr Training auf eine Einheit [30 bis 90 Minuten] reduzieren.)

„Kompensation" heißt das Zauberwort.

Alle körperlichen Schäden, die alleine durch die Zwangsposition „Sitzen" verursacht werden, können durch ein regelmäßiges Ausgleichsprogramm kompensiert werden.

An dieser Stelle kehren wir zurück zum Ausgangspunkt. Als Beispiel für häufig auftretende Zivilisationskrankheiten und deren Entstehung ist hier der Zeitpunkt vor dem Schlaganfall ausgewählt.

Ein erhöhter Blutdruck ist festgestellt worden, Beschwerden sind nicht vorhanden, (dürfen auch als Frühwarnsystem übrigens nicht erwartet werden). Die veränderten Werte haben normalerweise nur zwei Gründe:

1. Ablagerungen in den Gefäßen, die den Durchmesser verringern und somit dem Blut weniger Platz zur Verfügung stellen.

2. Psychischer Druck, also große Unzufriedenheit mit Bereichen wie Job, Familie, Partnerschaft, Finanzen usw.

Das linke Schema zeigt ein völlig intaktes Blutgefäß mit vollem Durchfluss. Die rechte Abbildung weist deutliche Ablagerungen auf. Um solche Ablagerungen zu verhindern, ist Bewegung hervorragend geeignet.

Für manche Dinge existiert eben keine zweite Chance! Als Prävention gibt es, und das soll an dieser Stelle mit aller Deutlichkeit betont werden, nur die Bewegung in Kombination mit ausreichender Flüssigkeitsaufnahme und sinnvoller Ernährung!

Der klügste Weg bei gefährlichen Werten (über 160/90 mmHg) führt den Betroffenen zunächst zum Arzt, allerdings ist bei der Wahl darauf zu achten, sich von den bewegungsfeindlichen Ärzten fernzuhalten. Es gibt Fälle, bei denen sich durch die Empfehlung zur Schonung der Zustand des Patienten noch verschlimmert. Für den Hypertoniker folgt höchstwahrscheinlich eine Zeit der Einnahme eines sinnvoll dosierten Medikaments, dies brav unter ärztlicher Kontrolle ... und dann folgt unbedingt das Thema Bewegung, in diesem Fall Ausdauersport. Der angeratene Einstieg in einen moderaten Gesundheitssport kann lebensverlängernd wirken. Es gibt Untersuchungsreihen, bei denen Beschwerden bei sporttreibenden Personen über zehn Jahre später einsetzten als bei den inaktiven Vergleichsprobanden. Sollte der Betroffene noch andere Dinge ändern wollen, können oder müssen, wie z. B. das Reduzieren der konsumierten Zigaretten oder das Umstellen der Ernährung samt einer Reduzierung des Gewichts, wäre dies mit Sicherheit von absolutem Vorteil!

Bewegungsmangel lässt allmählich alle Stoffwechselvorgänge im Körper ins Stocken geraten. Als Ergebnis kann nur Krankheit stehen, in welcher Form auch immer.

Weitere Zivilisationskrankheiten

Welche Problemlagen treffen sich mit wiederkehrender Regelmäßigkeit in den Warte-zimmern der Ärzte? Auslöser sind z. B. Autofahren, langes Arbeiten am Schreibtisch etc.

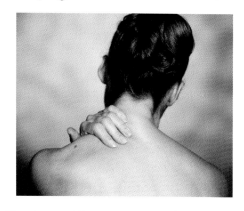

- Bandscheibenvorfallpatienten
- Arthrosegeplagte
- Rückenschmerzleidende
- Übergewichtige
- Osteoporoseleidende
- Depressive
- und die bereits genannten Hypertoniker.

Als auslösende Faktoren sind immer wieder Rauchen und Bewegungsmangel anzupran-gern, ebenso wie längeres Autofahren, fettreiche Ernährung und einseitige Tätigkeiten.

Wünschenswerte Änderungen können zu einem sehr großen Anteil durch sinnvolle Bewegung erzielt werden. Am besten auf einer anatomischen Basis und mit einer Intensität, die die Möglichkeit bietet, Endorphine zu produzieren (das sind die wunder-baren „Glückshormone").

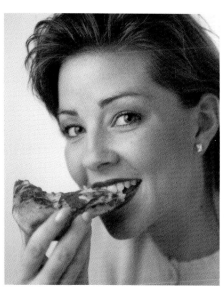

Andere Auslöser wie Essgewohnheiten, Familie und Arbeitsfeld lassen sich oft schwerer beeinflussen. Entweder hält das Wunschergebnis nicht lange an, weil man früher oder später in alte Verhal-tensmuster zurückfällt, oder die Ver-änderung wäre so massiv, dass man Angst vor seiner eigenen Courage bekommt. Trotzdem ist es für das ge-sundheitliche Gleichgewicht sehr emp-fehlenswert, auch an diesen Punkten anzusetzen. Menschen, die durch Eigen-initiative positive Veränderungen durch-geführt oder zumindest ausgelöst haben, empfinden nach einer gewissen Umge-wöhnungszeit eine regelrechte Befreiung.

Diese zeigt sich häufig nicht nur im seelischen Bereich: Der Brustkorb scheint weiter zu sein, die Atmung wird als fließender empfunden. Es entsteht ein Gefühl, als könne man die gesamte Welt umarmen. Oft beginnen solche Korrekturen im Leben zunächst mit sportlicher Betätigung, weil dadurch das Selbstvertrauen steigt und die gefühlte Kraft und somit automatisch der Mut zur Durchsetzung längst fälliger Umstellungen zunimmt.

Dieses Buch möchte gerne bei der Umsetzung von lang ersehnten Änderungen in puncto Bewegung als Unterstützung und Motivation dienen. Es beschränkt sich aber nicht auf den Herz-Kreislauf, sondern deckt gleich alle durch Prävention beeinflussbaren Beschwerden ab. Würde doch eine Fokussierung auf einen Teilbereich einer fahrlässigen Einseitigkeit gleichkommen.

Der Gesundheitskontostand

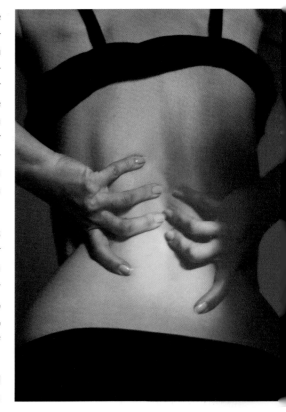

Man stelle sich die Gesundheit ähnlich wie ein Girokonto vor, das man zur Geburtsstunde mit einem ordentlichen Guthaben geschenkt bekommt. Nun führt ein suboptimales Verhalten im Bereich der zuvor genannten Säulen zur steten Abnahme des Guthabens. Der Mensch fühlt sich pudelwohl, ist aber häufig nicht in der Lage, den absehbaren Verlauf zu realisieren und diesem entgegenzusteuern. Im Zeitraffer betrachtet, ist – wie zu erwarten – der Kontoinhaber bald pleite!

Zur Freude (und Täuschung) aller gibt es ja den Dispo-Kredit ... und weiter lebt der Mensch über seine Verhältnisse. Im Hintergrund formieren sich aus den anfangs vereinzelten Fauxpas kompakte, ausgereifte gesundheitliche Probleme, aber auch diese zeigen lange Zeit keine manifesten Symptome.

Erst wenn der Kredit ausgeschöpft ist und alle Defizite die Gestalt von hartnäckigen

Wie geht es Ihrem Gesundheitskontostand ohne Medical Move®?

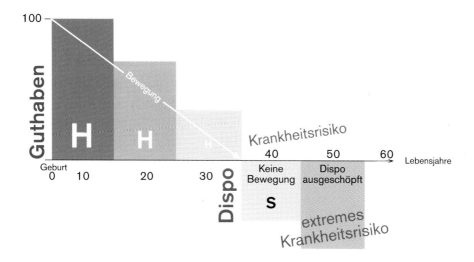

Wie geht es Ihrem Gesundheitskontostand mit Medical Move®?

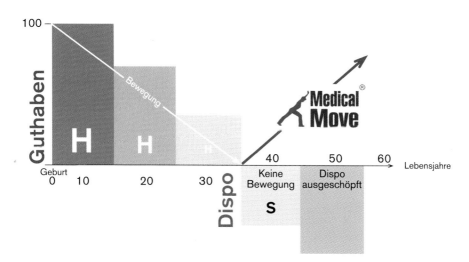

Beschwerden, konkreten Leiden oder sogar bedrohlichen Krankheiten angenommen haben, wird der Mensch aktiv und versucht mit einer bis dato ungekannten Intensität dem Übel zu entrinnen, sein Minus auf dem Konto auszugleichen – vor dem Hintergrund, dass ihm der beschwerdefreie Zustand ehemals als Selbstverständlichkeit erschien, den es nun unbedingt zurückzuerlangen gilt. Vorsorge ist einfach die bessere Variante.

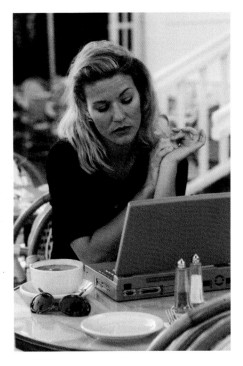

Hierbei geht es um die Verschmelzung von Vitalitätskomponenten zur Erhaltung einer wünschenswerten, altersunabhängigen Lebensqualität. Zum Erfassen des komplexen Ansatzes werden nun wichtige Zusammenhänge beschrieben:

Der normale Alltag sollte in jedem Falle sehr aufmerksam nach körperlichen Belastungen durchforstet werden.

Die Ursache kann nur jeder alleine beheben. „Gesundheit" nach einem sinnbildlichen sowie realen Zusammenbruch wieder zu voller Pracht aufzubauen ist um einiges schwieriger als im präventiven Sinne die Qualität des eigenen Körpers von vornherein als ein schützenswertes, nicht wirklich zu ersetzendes Gut zu erfassen und zu respektieren. Mit dem Bewusstsein, dass aber auch jede Freude,

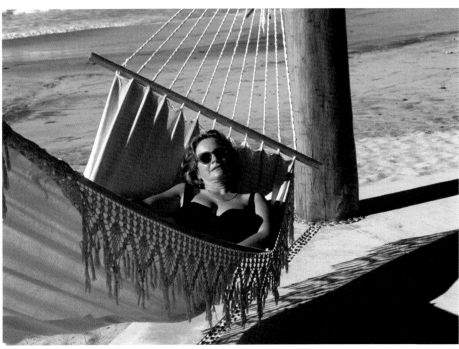

jedes Vergnügen an Glanz verliert, wenn der Mensch kränkelt, dass das Gefühl der Unsterblichkeit trügt und man mit einer sehr hohen Wahrscheinlichkeit im Alter die reichlichen Früchte eines mit Verantwortung sich selbst gegenüber gelebten Lebens ernten kann, sich das gefühlte Alter 20 Jahre unter dem kalendarischen befinden kann, dann lässt sich mit einer Prise Intelligenz und vorausschauendem Denken ein annähernd beschwerdefreies Leben führen. Es gilt in einem symptomlosen Stadium vorausschauend fleißig zielgerichtet zu trainieren, um auch der Kostenschraube wahrscheinlicher Behandlungen zu entkommen. Und es wird der Tag kommen, an dem die Krankenkassen sich weigern werden, Gelder für Behandlungen von Bewegungsmangelerkrankungen zu zahlen.

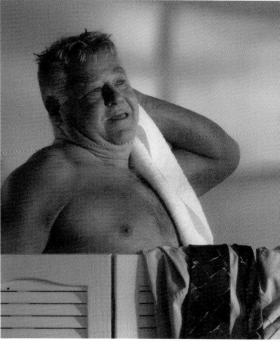

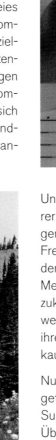

Unter Berücksichtigung unbeeinflussbarer Risikofaktoren, die es gibt, muss das generelle Motto lauten: Die Lust und die Freude an einem aktiven Lebensstil werden sich durchsetzen, zumindest bei den Menschen, die verantwortungsvoll und zukunftsorientiert denken. Die anderen werden sich in nicht allzu ferner Zukunft ihre Faulheit höchstwahrscheinlich „erkaufen" müssen.

Nun ist das natürlich leichter gesagt als getan. Die Medien, das Angebot im Supermarkt, die Schnelllebigkeit, die Überflussgesellschaft, die sich ständig reduzierende Kommunikation im Familienkreis und und und machen dem Menschen ein „gesundes" Leben wirklich nicht leicht.

Der Ursprung des Übels

Der Kernpunkt allen Übels wird im Kindesalter begründet. Wenn sich die (Mehrzahl der) Eltern dessen nur bewusst wären! Umso schwerer hat es jeder, der einer ungünstigen Prägung ausgeliefert war und nun als Erwachsener seine Verhaltensmuster verändern möchte. Das ist ein harter Kampf, bei dem viele Rückschläge und auch Resignation erfahren. Der Geist ist willig ...

Deshalb sei an dieser Stelle kurz der mahnende Zeigefinger als Chance erhoben, für alle, die Kinder großziehen und damit den erwachsenen Lebensweg so entscheidend mitbestimmen.

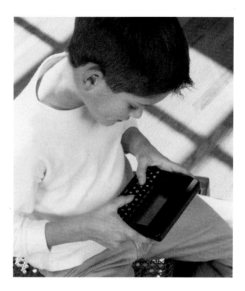

Bereits im Kindergarten wird der natürliche Bewegungsdrang Stück für Stück unterbunden, damit die Nachkommenschaft schultauglich sozialisiert wird. Hier beginnt die Misere und nimmt ihren weiteren Verlauf durch Grund- und Oberschule, Berufsschule bzw. Universität, um sich auf diesem Niveau als Normalitätsvorstellung zu etablieren.

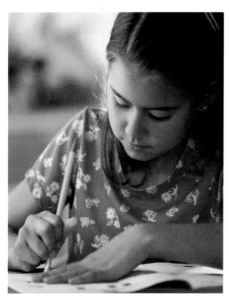

Trotz besseren Wissens werden die Arbeitsbedingungen dieser drei Institutionen – also Grundschule, Ausbildung, Berufsalltag – nicht flächendeckend verbessert. Leider, denn die gesundheitlichen Schäden nehmen so stetig zu, Generation für Generation.

Einzelfälle, bei denen in den Führungsetagen eine echte und vor allem weit reichende Verantwortung den jeweiligen Schützlingen gegenüber existiert, gibt es zwar, sie werden jedoch Einzelfälle bleiben. Und genau deshalb haben die Eltern diese enorme Verpflichtung, durch ein gutes Vorbild (da fängt das Problem hoffentlich nicht schon an) und ein vielfältiges altersgerechtes Angebot für die Kids den Karren noch aus dem Dreck zu ziehen.

Medical Move in den unterschiedlichen Schulklassen und Ausbildungsstufen praktiziert, kann das Bewegungsdefizit eklatant reduzieren und seine schmerzhaften und außerdem kostspieligen Folgen deutlich senken. Bis es so weit ist, bis die Behörden in den Lehrplänen dafür Platz geschaffen haben, widmen wir uns dem Teil des Tages, über den jeder selber verfügen kann. Wenn man die frühe Prägungszeit bereits hinter sich gelassen hat, dann kommt allmählich bei vielen Menschen der Zeitpunkt, an dem Rückenprobleme, Kurzatmigkeit bei Belastung und das eine oder andere Gramm zu viel auf der Hüfte zur Tagesordnung gehören.

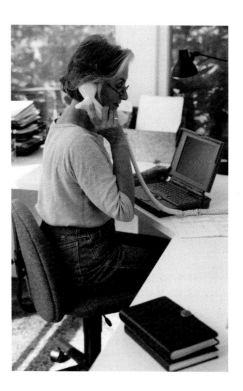

Privater Alltag (lassen Sie sich hier von **Medical Move** abholen)

Der private Alltag, meint man, ist irgendwie komplett ausgebucht. Die Nichtsportler fragen sich immer mal wieder, wo die Sportler eigentlich die Zeit für das Training hernehmen. Manchmal bedarf es einer gewissen Umstrukturierung, um sich bespielsweise pro Woche zwei Stunden für ein sinnvolles Bewegungsprogramm reservieren zu können. Wiederum gibt es auch erstaunlich viele Fälle, die durch das aufgenommene Training nach kurzer Zeit über ein größeres Energiepotenzial verfügen, sodass all die anderen Pflichten und Aktivitäten in kürzerer Zeit erledigt werden können.

Wer zu den Frühaufstehern gehört, könnte z. B. sein Training in den Morgenstunden genießen. Es ist ein geradezu euphorisierendes Gefühl, den Tag dynamisch zu beginnen. Man profitiert über viele Stunden vom Aktivstart. Es beflügelt regelrecht und macht fit für alle Herausforderungen. Wer hingegen erst nach dreimaligem Wiederholungsalarm des Weckers morgens aus den Federn kommt, weiß, dass dieser Vorschlag nicht ihm gilt. Vielmehr bietet sich hier der Feierabend direkt im Anschluss an den Job an.

Tipp: 4 Wochen konsequent an der Veränderung festhalten, dann sinkt die Rückfallquote rapide.

Auf der Suche nach dem perfekten Bewegungsangebot

Mit zwei bis drei Einheiten lässt sich Sport glücklicherweise in den normalen Wochenablauf gut integrieren.

Ist die Entscheidung einmal gefallen, geht's um das große Fragezeichen nach dem WAS und WIE und WO.

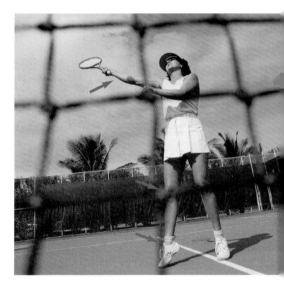

Die Medien halten vielerlei parat, viele Sportarten hat der Mensch jedoch für sich aus verletzungstechnischen Gründen abgehakt, aus finanziellen Gründen gestrichen oder aus Gründen der Überanstrengung verworfen.

Der Arzt empfiehlt „den Gesundheitssport". Gibt es den Gesundheitssport?

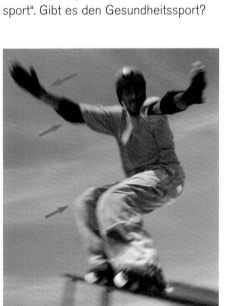

Der Mensch steht nun mit der Entscheidung ziemlich alleine da, weil ihm die Definition „Gesundheitssport" nicht wirklich bekannt ist und auch der ärztliche Rat nicht immer individuell genug konkretisiert wird.

Die Suche beginnt.

Kleine Zipperlein wollen ja auch berücksichtigt sein; eine Probestunde bei der Sportart, die die Nachbarin mit Begeisterung seit Jahren praktiziert, führt zu einem hochroten Kopf und dem Gefühl, zwischen dem Gehirn und den Extremitäten keine Nervenleitbahnen zu besitzen.

Entmutigung setzt ein, das Jahr verstreicht, ins Jahr darauf wird man von drei Kilogramm mehr und einem Meniskus weniger begleitet, und älter ist man auch schon wieder geworden – die Perspektive ist düster. Und dann noch der Besuch bei einer Freundin mit dem schweren Bandscheibenvorfall in der Reha-Klinik ... umgeben von orthopädisch lädierten Auch-nicht-Gesundheitssport-Treibenden ... genug, das reicht!

Es lohnt sich, die Zusammenhänge zunächst mental zu erfassen.

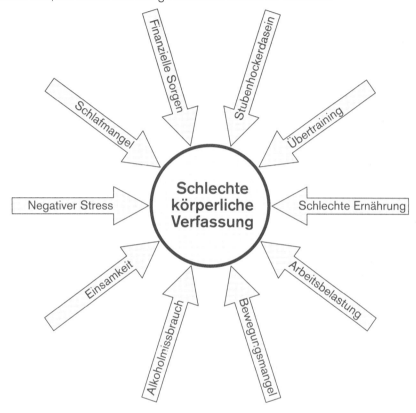

Von den ungünstigen Einflüssen anteilig einige umzukehren ist das erklärte Ziel.

Aus den allgemeinen Empfehlungen wird nun der Punkt Bewegung herausgegriffen. Gezielt im Internet geforscht, beim Gesundheitstraining der Zukunft mit dem viel versprechenden Namen **MedicalMove** gelandet. Der Mensch erkennt die Möglichkeit, nach einer grundlegenden Freigabe durch den Hausarzt, mit einem Basis-Programm zu starten, dies beliebig lange durchzuführen und bei Bedarf und Lust die Intensität mit dem nächsthöheren Level an die bereits gestiegene Leistungsfähigkeit anzupassen. Die Skeptiker fragen sich natürlich nach dem Unterschied zu anderen mehr oder minder bekannten, mehr oder minder bewährten Methoden, den Körper fit zu halten.

Die Antwort

Medical Move kombiniert im Ober- und Unterkörper Bewegungen, die durch den überdurchschnittlich hohen Muskelanteil einen erfreulichen Trainingseffekt bewirken. Man findet bei diesem Trainingssystem keinerlei zufällige oder uneffektive Abläufe. Die Abstimmung zwischen der ersten Stimme (Beinarbeit) und der zweiten Stimme (Oberkörpereinsatz) mündet in eine Harmonie, die ihresgleichen noch sucht.

Zeichenerklärung:

X: zutreffend
(X): bedingt zutreffend
freies Feld: nicht zutreffend

Sportart	räuml. Unabhängigkeit	Witterungsunabhängigkeit	geringes Verletzungsrisiko	Rückenkräftigung	blutdrucksenkend	multimuskulärer Effekt	Balanceschulung	Haltungsschulung	Beweglichkeitsschulung	Osteoporosevorsorge	Herz-Kreislauf-Aktivierung	altersunabhängiges Training	ganzjährig möglich
Walking	X		X	(X)	X			X		X	(X)	X	
Nordic Walking	X		X	(X)	X	(X)		X		(X)	(X)	X	
Joggen	X				X	(X)				(X)	X		
Schwimmen im Pool/im Freien			(X)	X	X				(X)	(X)	(X)	X	X
Aqua-Gymnastik		X	X	X	X	X		(X)	(X)	(X)	(X)	X	X
Tennis					X	(X)				(X)	X		X
Squash		X			X	(X)				(X)	X		X
Radfahren	X		X		X						X	X	
Kegeln/Bowlen		X	(X)									X	X
Pilates	X	X	X	X		(X)		(X)	X	(X)		X	X
Aerobic		X			X	(X)				(X)	X		X
Yoga	X	X	(X)	(X)		(X)	(X)	(X)	(X)	(X)		X	X
Gerätefitness		X	(X)	X	(X)	(X)		(X)	(X)	X		X	X
Fußball					X	(X)				(X)	X		(X)
Volleyball Classic		X			X	(X)				(X)	(X)	(X)	X
Inlineskaten	X			(X)	X	(X)	(X)			(X)	(X)	X	
Skifahren					X	(X)	(X)			(X)	(X)	X	
Wirbelsäulengymnastik		X	X	X				(X)	X	(X)	(X)	X	X
Medical Move	X	X	X	X	X	X	X	X	X	X	X	X	X

Am Ende der Recherche stellt der Mensch nun fest, dass die wenigsten Sportarten als sinnvolle Kompensation zum zivilisierten Alltag geeignet sind. Das normale Leben ist gegenwärtig gekennzeichnet durch Defizite im muskulären Bereich, in den Gelenkstrukturen und im Umgang mit sich selbst. Hinzu kommen fehlende Aktivitäten des Herzens, der zum System gehörenden Blutgefäße und der Lunge.

Betrachtet man das Gesamtkonstrukt „Körper", so muss man ein erschreckendes Resümee ziehen: Da weder die Fähigkeit, Balance zu halten, die Hüfte im Sinne eines Fundamentes für die Wirbelsäule korrekt auszurichten, noch die optimale Beweglichkeit der so einzigartigen Wirbel-/Bandscheibenkonstruktion zufrieden stellend vorhanden sind, bahnt sich ein wahrer Teufelskreis an.

Und leider eignen sich längst nicht alle Sportarten als adäquate Trainingsformen für jedermann.

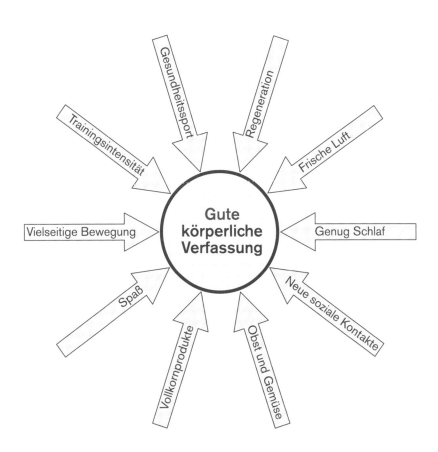

Medical Move wiederum widmet sich durch ein hervorragendes Konzept ohne jegliche Hilfsmittel all diesen Problemen, die unser Alltag mit sich bringt. Jeder, der sich für dieses Training entscheidet, wird in wenigen Wochen eine Verbesserung seines physischen und psychischen Zustandes feststellen. In der Sportarten-Tabelle auf Seite 28 wird deutlich, welch umfangreiches Wirkungsfeld **Medical Move** abdeckt.

Entscheidet sich nun – ganz voller Eifer und Zielstrebigkeit – der Einzelne, das Problem im Ganzen anzugehen, dann steht er nun nicht mehr vor der großen Frage, welche Defizite zuerst angegangen werden sollen. **Medical Move** wirkt bei jeder Trainingseinheit allen typischen Zivilisationsmängeln und -krankheiten entgegen, nichts Entscheidendes liegt brach oder muss noch gesondert berücksichtigt werden.

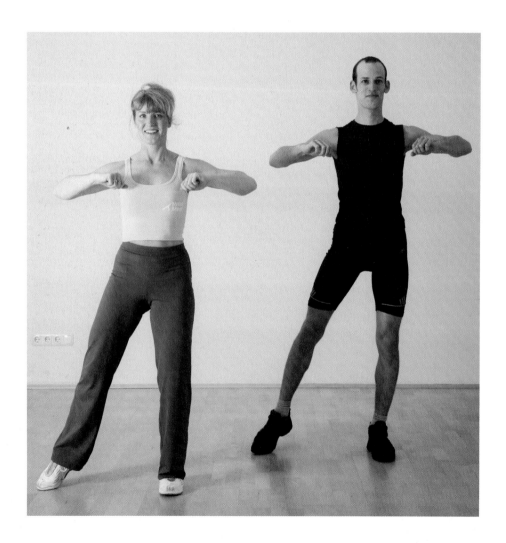

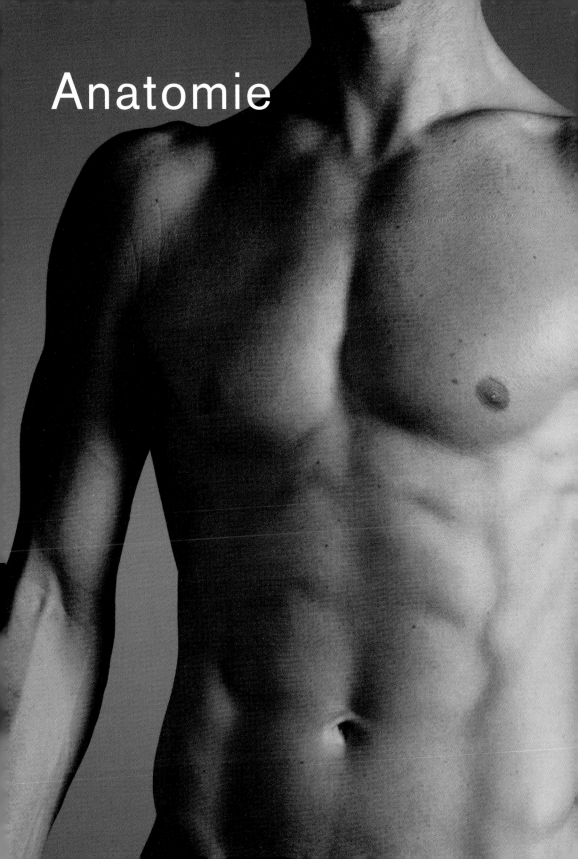

Anatomie

Im Folgenden werden nun alle von möglichen Schädigungen betroffenen Bereiche kritisch betrachtet.

Der Rücken

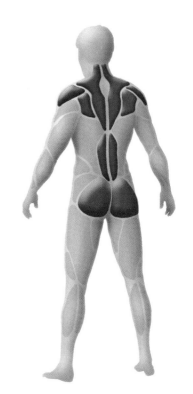

Der Rücken setzt sich aus unterschiedlichen Strukturen zusammen, die alle unabhängig voneinander Auslöser für Beschwerden sein können. Zunächst einmal fehlt häufig Kraft in der rückwärtigen Muskulatur. Dann sind da die Bandscheiben, die aus einem recht flexiblen Material bestehen, welches jedoch nach regelmäßiger Bewegung verlangt und aufgrund der Schwerkraft hoher Dauerbelastung ausgesetzt ist.

Bei der folgenden Grafik handelt es sich um eine schematische Darstellung der aufeinander folgenden Vorgänge bei Bandscheibendegeneration (aus Weineck, J. 2002a, Schulungsordner BSA)

① vorderes Längsband

② Bandscheibe

③ hinteres Längsband

④ Nervenwurzel im Zwischenwirbelloch

⑤ Zwischenwirbelgelenk

ⓐ normale Verhältnisse im Zwischenwirbelbereich

ⓑ Veränderung der Zwischenwirbelverbindung mit Höhenverlust, Lockerung des Bandapparates, Veränderung des

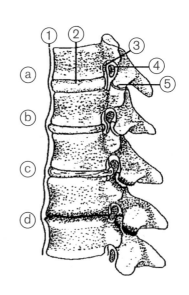

Zwischenwirbelloches (Nervenaustritts-stelle), Fehlbelastung der Zwischen-wirbelgelenksflächen und Vortreibung der Bandscheibe in Richtung Nerven-wurzel

(c) Vorfall des gallertartigen Bandschei-benkerns nach hinten mit Druck auf den Nerv (Bandscheibenvorfall, in einem etwas früheren Stadium Band-scheibenvorwölbung)

(d) Degeneration der Zwischenwirbel-scheibe unter Annäherung der be-nachbarten Deckplatten, Ausbildung von Randzacken und -wülsten in den Wirbelkörpern und den deformierten Zwischenwirbelgelenken.

Die 24 Wirbel sollten von vorn gesehen in einer Senkrechten übereinander stehen. Seitliche Abweichungen nennt man Skoliose.

Beschwerden durch leichte Skoliosen können durch ein gut trainiertes Muskelkorsett komplett verhindert wer-den. Bei etwas stärkeren Ausprägungen lassen sich häufig zumindest die Probleme lindern.

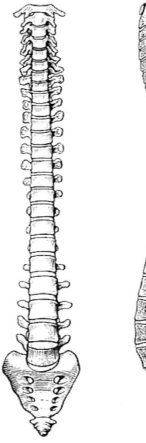

Die Wirbelsäule frontal (links) und im Profil (rechts) abgebildet.

Im Falle von deutlichen Abweichungen der normalen Statik helfen leider manchmal nur speziell angefertigte Korsagen. Vor diesem Schritt wird aber dringend empfohlen, alle Möglichkeiten der Bewegungstherapie auszuschöpfen bzw. sie auch begleitend weiterhin durchzuführen.

Der latente Dauerdruck, der auf die Wirbelsäule und somit auf die Bandscheiben ein-wirkt, drückt bei Bewegungsarmut die zur Elastizität notwendige Flüssigkeit zu einem Großteil heraus, ohne dass neue nachströmen kann. Aus dieser Situation resultiert eine verringerte Versorgung mit Nährstoffen, die in diese Bereiche definitiv nicht über das Blut gelangen können. Diese Nährstoffzufuhr ist zu 100 Prozent von sinnvoller physiologischer Bewegung abhängig, die übrigens nicht mit allgemeiner Geschäftigkeit durch Job, Haushalt, Garten und Familie erreicht werden kann.

Bei den eben genannten Lebensbereichen liegt eine Einseitigkeit vor, die durch eine Art Dauereinsatz dem Menschen nicht auffällt. Nach getaner Arbeit meint doch jeder, ein Recht auf Couch und Ruhe zu haben, und die Antwort auf Fragen der Freunde, ob nicht Sport ein angemessener Ausgleich wäre, lautet: Man hat ja wirklich genug Bewegung. Der böse Trugschluss hat eine Minderversorgung der so wichtigen „Stoßdämpfer" zur Folge und produziert über kurz oder lang Rückenprobleme. Der Abstand zwischen den Wirbeln wird kleiner und kleiner, die Beweglichkeit nimmt ab, und sogar Deformationen der Wirbel können die Folge sein, weil sich knöcherne, zahnähnliche Zacken an Stellen bilden, wo sich zwei benachbarte Wirbelkörper ab und zu berühren (siehe S. 32).

Haben sich derartige Zacken entwickelt, ist die Steifheit irgendwann irreversibel, das ehemals zur geschmeidigen Flexibilität gedachte System der Wirbelsäule erleidet bei lebendigem Leibe das Schicksal der Unbeweglichkeit.

Hält sich der Mensch im Normalfall statisch nicht einwandfrei, sondern rundet den Rücken, drückt er unwissentlich seine Bandscheiben in eine Richtung. Bei einer ungeschickten Bewegung mit dem Rumpf werden sie aus ihrer eigentlichen Lage herausgeschoben und gegen Nerven gedrückt, die dann Kribbeln, Taubheitsgefühl, Lähmungen und Schmerzen auslösen können.

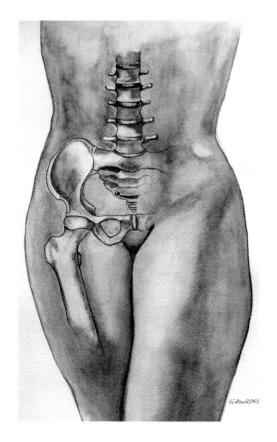

Die Hauptursache ist hierbei in der mangelnden Körperwahrnehmung zu finden sowie in der geminderten Kraft, die Wirbelsäule aufrecht bzw. achsgerecht einzusetzen.

Diese Aquarellzeichnung verdeutlicht die Lage der Wirbelsäule im Verhältnis zum Becken und ihre tragende Rolle bezogen auf den Oberkörper.

Andererseits liefern die Rückenmuskeln eine große Angriffsfläche für Beschwerden. Manche sind zu schwach, können dem Knochengerüst nicht genügend Halt geben, andere sind durch das viele Sitzen oder Stehen verspannt, verhärtet und dadurch schlecht durchblutet. Schmerzen in geradezu unglaublichem Ausmaß können die Folge sein.

 Fazit:

Der Rücken muss vielseitig, aber physiologisch bewegt werden! Einseitigkeit führt zu großen Beschwerden.

 Achtung!

Langes Sitzen schadet extrem.

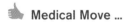 **Medical Move …**

… hält die Wirbelsäule flexibel und kräftigt die rückenstabilisierenden Muskeln. Eine Kombination aus Spannung, Mobilisation und der Entspannung, gekoppelt mit sensibler Körperwahrnehmung, bringt den nötigen Erfolg.

Schema: Stoffwechsel der Bandscheiben und deren Auswirkung

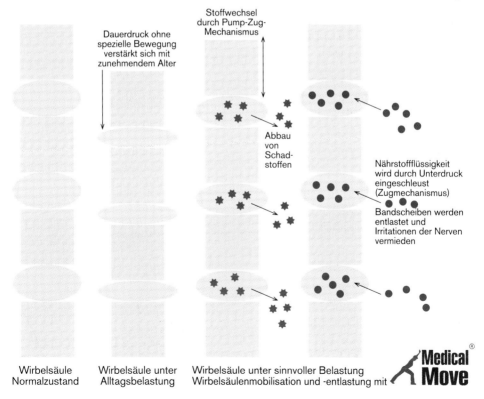

Die Hüftgelenke

Die Hüftgelenke (hier im Buch Synonym für alle arthroseanfälligen Gelenke) sind heutzutage wegen der so verbreiteten Operationen in aller Munde. Sie werden als Kugelgelenke bezeichnet, weil sie in alle Richtungen kreisend bewegt werden können. Diese Bewegungsweite ist kaum jemandem bewusst, was dazu führt, dass sogar in vielen Sport- und Fitnessstunden dieses Gelenk nur partiell eingesetzt wird. Das Ergebnis dieses reduzierten Einsatzes ist leider in doppelter Hinsicht unbefriedigend, die meisten Trainingsansätze korrekturbedürftig. Unbefriedigend deshalb, weil weder die Gelenkbeweglichkeit inklusive Pflege der Schutzschicht (Knorpel) des Gelenks in vollem Umfang noch die Kräftigung aller die Hüftgelenke umhüllenden und stützenden Muskeln voll berücksichtigt werden.

Diese Aquarellzeichnung zeigt das Kugelgelenk der Hüfte. Im Zwischenraum zwischen dem Gelenkkopf und der Gelenkpfanne liegt der Knorpel als Puffer.

Es darf nicht sein, dass diese Partie, die durch eine sehr bequeme Lebensweise kaum noch beansprucht wird, beim Training auch noch unzureichend Berücksichtigung fin-

det. Sonst wird der orthopädische Ersatzteileinbau in einigen Jahren Standard, mit enormen Kosten für die Krankenkassen.

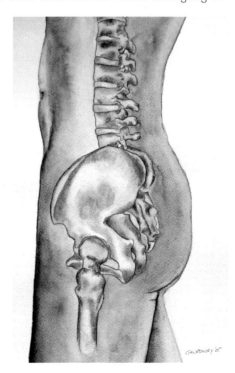

Von den 2000 Metern, die der Mensch noch vor ca. zwanzig Jahren pro Tag zu Fuß unterwegs war, sind nur noch ca. 200 Meter (!) übrig geblieben. Das macht im Monat übrigens eine Reduzierung von ehemals sechzig auf sechs Kilometer aus! Hochgerechnet auf ein ganzes Jahr fehlen dem Homo sapiens der heutigen Zeit 648 gelaufene Kilometer!!! Noch Fragen zur Degeneration der Hüfte?!

Machen Sie sich doch die Mühe, diese einfache Multiplikation auf mehrere Jahre anzustellen – liegt es an den Genen, dass dieser Teil des passiven Bewegungsapparates inzwischen beinahe regelmäßig z. B. der Arthrose zum Opfer fällt?

Die genetische Disposition ist sicher nicht ganz zu leugnen, der Hauptgrund für den miserablen Zustand der von absolut ausreichend vielen Muskeln umgebenen Hüftgelenke ist jedoch der Bewegungsmangel und im Falle sportlicher Betätigung entweder die fehlende Konsequenz oder die Unvollständigkeit der Übungen. Kreisende Bewegungen und adäquate Belastungen sollte jeder seinem Körper gönnen. Auch hier ist der vorbeugende Aspekt die einzige Rettung.

 Fazit:

Die Hüftgelenke werden in der Gesellschaft völlig unterfordert. Sie können mehr, als man ihnen zumutet.

✋ **Achtung!**

Radfahren genügt nicht.

👍 **Medical Move** bietet das „Rundum-sorglos-Paket" für die lang andauernde Funktionalität, bezogen auf das Gelenk und die dazugehörige Muskulatur.

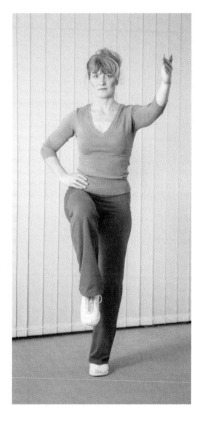
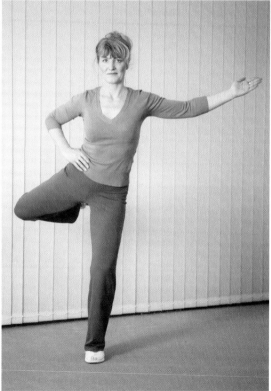

Das Schultergelenk

Das empfindlichste Gelenk des menschlichen Körpers stellt das Schultergelenk dar. Eine etwas zu klein geratene Gelenkspfanne verlangt den Muskeln als Haltestrukturen besonders viel ab. Durch den einseitigen Umgang im Alltag wird in vielen Fällen das muskuläre Gleichgewicht, das für einen optimalen Umgang mit diesem Gelenk benötigt wird, aus dem Lot gebracht. Schulterbeschwerden bis hin zu sehr schmerzhaften Formen und extremer Bewegungseinschränkung sind nicht selten die Folge. Der fast ausschließliche Umgang mit den Armen vor dem Körper vernachlässigt die im hinteren Schulterbereich liegenden Muskeln aufs Äußerste.

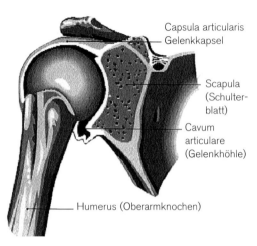

Capsula articularis
Gelenkkapsel

Scapula
(Schulterblatt)

Cavum
articulare
(Gelenkhöhle)

Humerus (Oberarmknochen)

(Quelle: BSA Schulungsordner)

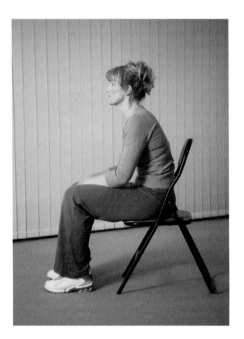 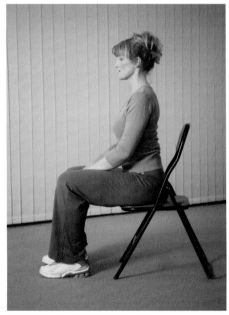

Fazit:

Der unzureichende Umgang mit den Schultergelenken fördert Beschwerden und schnell fortschreitende Bewegungseinschränkungen.

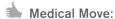 **Achtung!**

Eine lokale Erwärmung ist zwingend erforderlich. Von Überaktionismus ohne sinnvollen methodischen Aufbau ist dringend abzuraten!

Medical Move:

Der obligatorische Einsatz der vernachlässigten Muskeln im Schulterbereich baut die fehlende Kraft wieder auf und erhält die Beweglichkeit bzw. verringert sogar die bereits vorhandenen Einschränkungen.

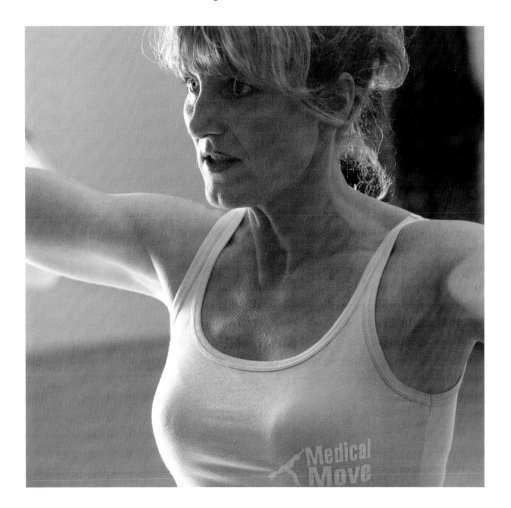

Die Muskulatur

Dieses System ist derart ausgereift, dass es schon an ein Wunder grenzt! Jeder Muskel hat einen Gegenspieler. Im Falle einer Aktivität zieht sich der Agonist (Hauptakteur) zusammen, und der Antagonist (Gegenspieler) lässt in angemessenem Tempo nach. Diese Kooperation zwischen dem agierenden und reagierenden Muskel stellt die Grundlage für geschmeidige und gut koordinierte Bewegungen dar. Jegliches Heben, Tragen, Treppensteigen, Rennen und aufrechte Sitzen machen keinerlei Probleme, wenn das Muskelkorsett gepflegt wird. Voraussetzung dafür ist ein allumfassendes, stetig wiederkehrendes Funktionstraining.

Lässt man den eigenen Körper nur ausschließlich automatisierte Dinge des Alltags tun, verschlechtert sich dieses Zusammenspiel in rasantem Tempo bzw. lässt die Vielfalt enorm zu wünschen übrig. Das Ergebnis ist eine ausgeprägte Ungeschicklichkeit gepaart mit abnehmendem Zutrauen zu seinem Körper. Hier schließt sich dann der Teufelskreis, weil der Mensch nun das Herumdümpeln in den eigenen vier Wänden als einzige Möglichkeit sieht, ohne Anspannung und Risiken die Zeit zu verbringen. Die Komfortzone begrenzt sich auf die Couch und den Fernsehsessel.

Gut trainierte Muskeln stabilisieren das gesamte Knochengerüst, lassen die Gelenke funktionieren und sorgen durch auf den Knochen übertragene Zugreize noch zusätzlich für eine stabile Knochensubstanz.

Alltagsgemäßes Verhalten bewirkt in folgenden Muskeln eine Abschwächung bzw. eine Verkürzung. Beide Punkte verändern die Körperstatik anhaltend negativ, wenn man sich ihrer nicht bewusst ist und entsprechende Gegenmaßnahmen einleitet.

Abschwächung:

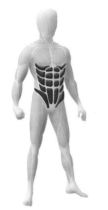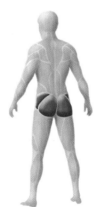

Verkürzung:

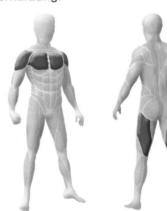

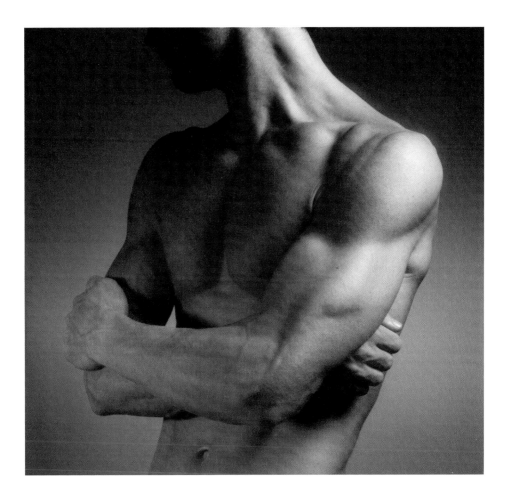

👉 **Fazit:**

Der Alltag fordert den Menschen nicht genügend bzw. zusätzlich zu einseitig und beschleunigt damit den altersbedingten Muskelabbau. Der Alterungsprozess kann ausschließlich durch aktive Muskelarbeit verlangsamt werden. Bedingung für ein gutes Ergebnis ist ein durchdachtes Ganzkörperprogramm.

✋ **Achtung!**

Um multimuskulär zu trainieren, bedarf es einer sorgfältigen Aufwärmung sowie einer methodischen Abstufung. Bei Missachtung kann es zu Verletzungen kommen!

👍 **Medical Move:**

In der Trainingssystematik von **Medical Move** steckt die Chance, alle wichtigen Muskeln zu aktivieren und sie alltagstauglich zu machen.

Das Herz

Das Herz ist der wichtigste Muskel, den wir alle haben. Da fragt man sich doch, warum kaum jemand respektvoll damit umgeht. Der Umfang der Auto- und Gartenpflege sowie der zeitliche Aufwand für das tägliche Styling sind oftmals großzügig bemessen. Sollte für diesen lebensnotwendigen Muskel nicht ein vergleichbares Zeitbudget veranschlagt werden?

Praktiziert kaum ein Mensch die Herzpflege, weil man den miserablen Zustand des Herzmuskels nicht sehen kann und der Mensch sich nur für Äußerlichkeiten interessiert – zumindest solange er noch nicht vom Herztod bedroht ist? Alles in allem stellt die Bequemlichkeit ein zivilisatorisches Übel mit letalen Folgen für den Einzelnen dar.

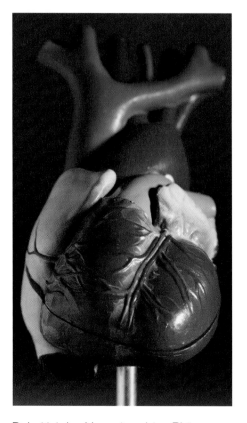

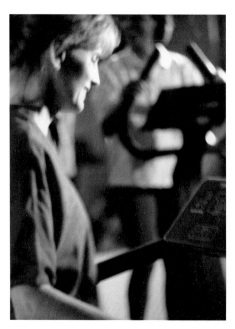

Dabei ist das Herz ein echtes Phänomen. Es leistet 24 Stunden am Tag die Versorgung des Körpers mit der so wichtigen Substanz Blut, in dem die nötigen Nährstoffe und der Sauerstoff transportiert werden. Um bis ins hohe Alter dieses lebensnotwendige System aufrechtzuerhalten, lohnt es sich, moderaten Ausdauersport zu betreiben. Dieser führt zu einem verbesserten, das heißt erhöhten Schlagvolumen. Genauer gesagt, kann pro Herzschlag eine größere Menge Blut in den Körperkreislauf gepumpt werden. Daraus resultiert eine Ökonomisierung der Herzarbeit. Das erfreuliche Ergebnis dieses Vorgangs ist eine Einsparung von mehreren Tausend Herzschlägen pro Tag!

Die eingesparten Schläge stellen eine Art Lebensverlängerung dar. Das kann man sich so vorstellen: Jedes Herz hat eine bestimmte Anzahl von Schlägen zur Verfügung, also hat eine untrainierte Person die Schläge entsprechend früher verbraucht. Trotz des erhöhten Pulses während des Trainings liegt die Durchschnittspulszahl des Trainierten immer noch weit unter der Marke des Untrainierten. Zusätzlich zu dem unverbrauchten Herzschlagkontingent erhöht sich die Lebenserwartung durch den besseren Zustand – gemeint ist damit die Elastizität der Blutgefäße.

Elastische Gefäße verringern das Verstopfungsrisiko. Partikel, die, im Blut fließend, zu einem Gefäßverschluss führen können, haben dann eine bessere Möglichkeit zu passieren. Im umgekehrten Falle verstopfen die Adern sehr viel schneller, wenn sie starr geworden sind und ihre Anpassungsfähigkeit verloren haben. Dies hat die Ursache unter anderem in chemischen Prozessen, die nur sehr träge ablaufen, wenn es an Bewegung mangelt.

Sportmedizinische Erkenntnisse zeigen auf, dass bei heute üblicher Lebensweise – gemeint ist ein bewegungsarmer Alltag – eine Verengung der Gefäße bis zu 70 Prozent vom Körper toleriert wird! Es fehlt also eine frühzeitige Warnung.

Die geringen Anforderungen an das im Ursprung sehr leistungsfähige System des Körpers wird nur untertourig genutzt, und die vorhandene miserable Leistungsfähigkeit fällt somit kaum auf. Das Risiko, durch verengte Gefäße schwerste Schäden zu erleiden (z. B. Schlaganfall, Herzinfarkt), macht sich eventuell erst bemerkbar, wenn es schon zu spät ist.

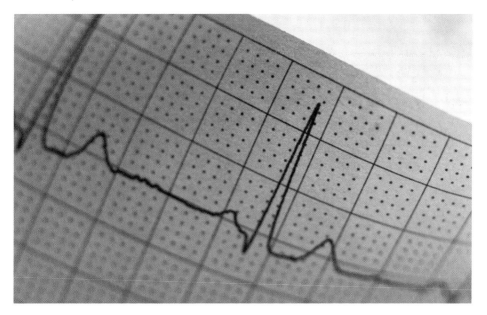

Nun nochmals zurück zu einem heiklen, aber sehr wichtigen Thema, dem Bluthochdruck. Alle wissen, dass der gemessene Blutdruck immer zwei Zahlen aufweist – einen höheren und einen niedrigeren, z. B. 120/75 mm/Hg. Weiß der Patient wirklich etwas damit anzufangen? Weiß er, ab wann die Werte für ihn gefährlich werden können? Vor allen Dingen drängt sich doch die Frage auf, ob das Allgemeinwissen dafür ausreicht, angemessene Gegenmaßnahmen zu ergreifen bzw. sich gute Werte zu erhalten. Die Erfahrung zeigt deutliche Wissensdefizite, sogar in Oberschulen bei Schülern, die den menschlichen Körper bereits im Unterricht behandelt haben. Es ist aber eine legitime Erwartungshaltung, dass alle Schulabsolventen über die ganz alltäglichen Vorgänge in ihrem Körper aufgeklärt sind (und damit meine ich nicht die Sexualkunde, die sicher auch einen wichtigen Stellenwert hat, aber das Interesse der Schüler per se in ihren Bann zieht).

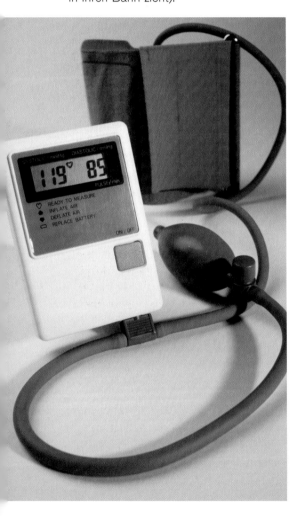

Dass Theorie und Praxis dann doch immer mal wieder auseinander klaffen, liegt wohl in der Natur des Menschen, so wie z. B. im Falle von rauchenden Ärzten. 120/75 mm/Hg war das Thema – während das Herz gerade pumpt, das Blut in das Gefäßsystem, in den Kreislauf befördert wird, steigt der Druck in den Blutbahnen an. Vergleichbar mit einem Gartenschlauch, wenn man den Wasserhahn aufdreht. Dies nennt man den systolischen Druck. In der Pause zwischen den Herzschlägen verringert sich logischerweise der Druck, diese Phase wird als Diastole bezeichnet.

Ab Werten um die 160/90 mm/Hg ist Vorsicht geboten. Ein erhöhter Blutdruck bringt die Gefahr des Hirnschlages (geplatzte Blutgefäße im Gehirn) mit sich, weil durch Ablagerungen an den Gefäßwänden der Innendurchmesser kleiner geworden sein kann und somit dieselbe Menge Blut in zu klein gewordene Adern presst. Dadurch können ganze Funktionsfelder des Menschseins lahm gelegt werden. Ob es nun das Sprachzentrum, das Sehvermögen oder verstärkt das Bewegungssystem trifft, kann niemand vorhersagen, aber eins ist sicher: Schön ist keine der Varianten. Alternativ „sucht" sich der Körper auch oft bei Gefäßverengungen den Herzinfarkt aus. In vielen Fällen bleibt die Vorankündigung des Körpers aus, also ist jeder Erwachsene zu präventivem Denken aufgefordert.

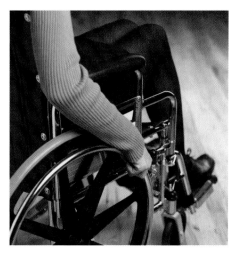

Was ist die Konsequenz einer Vogel-Strauß-Taktik? Der Betroffene ist plötzlich behindert, seine Lebensqualität sinkt rapide (das Ausmaß ist in Bezug auf Dauer und Ausfallserscheinungen sehr individuell), die Familie und der Partner geraten unschuldig in eine sehr belastende Situation, müssen eventuell die Konsequenzen der Ignoranz des Betroffenen mittragen. Wer kümmert sich denn nun um Arzttermine, Besorgungen, Pflege – wohl nicht der Betroffene selbst, oder? Der Job geht eventuell verloren, ebenso der Spaß am Leben!

Partnerschaften werden aufs Äußerste belastet, gehen teilweise kaputt, Kinder müssen fremd betreut werden oder zerreißen sich als Erwachsene das Leben, weil sie nun in ihrem Tagesablauf noch intensiver Aufmerksamkeit dem Kranken angedeihen lassen. Hypertonie (Bluthochdruck) ist eine gefährliche Krankheit, die von den meisten Menschen unterschätzt und deshalb bagatellisiert wird. Sie erfährt in unserer Gesellschaft immer noch zu wenig Aufmerksamkeit.

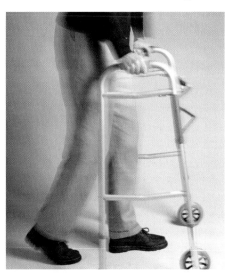

Hier kann uns ein Vergleich die Situation hervorragend verdeutlichen: Niemand wartet mit dem Zähneputzen, bis sich Schmerzen einstellen, denn jeder weiß, dass die Chance, gesunde Zähne zu behalten, dann bereits vertan ist.

Prävention heißt das absolute Zauberwort ... und die macht auch noch Spaß!!!

Wer abends ins Bett fällt, mit dem wohligen Gefühl, sich angemessen umfangreich bewegt zu haben, der schläft mit einem zufriedenen Lächeln ein und wacht am nächsten Morgen gleich mit guter Laune auf.

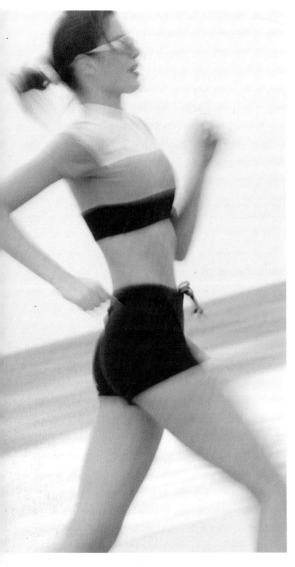

Der präventive Gedanke aus der Zahnpflege lässt sich also direkt auf die Prophylaxe für einen gesunden Herzmuskel und das dazugehörige Arterien- und Venensystem übertragen. Die größte Gefahr liegt in einem subjektiv beschwerdefreien Lebensgefühl mit dem fehlenden Bewusstsein für das unmerkliche Verschlechtern des Gefäßzustandes, das völlig unbemerkt voranschreitet.

Das stetig ansteigende Risiko ist eine absolute Zeitbombe! Unwissenheit schützt vor Herzattacke nicht!

☞ Fazit:

Lange bevor der Körper wegen verengter Gefäße Probleme bekommt, sollte mit Herz-Kreislauf-Training begonnen werden (und dies möglichst lebenslang).

✋ Achtung!

„Viel hilft viel" ist das falsche Motto! Und auch saisonale Attacken helfen gar nicht!

👍 Medical Move ...

... aktiviert in jeder Trainingseinheit das so pflegebedürftige Herz-Kreislauf-System, natürlich angepasst an den Trainingszustand des jeweiligen Movers.

Eine Altersbegrenzung gibt es grundlegend nicht. Gut trainierte 70-Jährige können untrainierten 30-Jährigen z. B. um Längen voraus sein und einen höheren Intensitätslevel beim **Medical Move**-Training vertragen. **Medical Move** bietet eine stufenlose Anpassung der Trainingsintensität nach oben, für alle, die regelmäßig „turnen", und nach unten, falls es z. B. nach einer längeren Pause oder einer krankheitsbedingten Unterbrechung sinnvoll ist.

Als Richtlinie kann der Freizeitsportler für den Trainings-Maximalpuls folgende Formel zugrunde legen: Man subtrahiere sein Lebensalter von der Zahl 220. Das Ergebnis stellt die obere Grenze des Pulses pro Minute unter Belastung dar. Einsteiger beginnen mit ca. 30 bis 40 Schlägen unterhalb dieses Wertes.

Beispiel: Eine 40-jährige Person sollte demnach nach einer Erwärmung ca. 20 Minuten in einem Pulsbereich von 140 bis 150 aktiv sein. An allererster Stelle sollte jedoch das individuelle Wohlfühlen stehen, das häufig eine gute Basis für die adäquate Belastung darstellt. Niemand darf sich durch die Grundformel verleiten lassen, in einem Pulsbereich zu trainieren, der ihm zu hoch erscheint und das Training zur Überforderung werden lässt. Andernfalls stehen die eigentlich gewünschte Gesundheit, aber auch die sehr wichtige Eigenmotivation auf dem Spiel.

Gut Ding will Weile haben.
Ernst genommen kann dieses Sprichwort jedem Leser und jeder Leserin den Leistungsdruck nehmen.

Morgen ist auch noch ein Tag.
Dieses Sprichwort hingegen sollte jedem eine große Warnung sein.

Aufgeschoben ist nicht aufgehoben.
Dieses Sprichwort ist in Zusammenhang mit degenerativen Herzerkrankungen eventuell ein letales Verdikt!

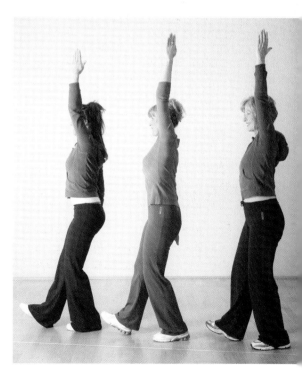

Tipp:

Im optimalen Falle ist eine individuelle Erfassung der körperlichen Belastbarkeit durch einen Laktattest bei einem entsprechenden Spezialisten zu empfehlen. Auch die Spezifität von Geschlechterunterschied und Trainingszustand findet hier die angemessene Berücksichtigung.

Der Fettgehalt

Der Fettgehalt ist bekannterweise geschlechtsspezifisch unterschiedlich in Menge und Verteilung. Sicherlich gibt es auch noch unter Frauen und auch Männern typbedingte Unterschiede, trotzdem sollte eine Frau keinen größeren Taillenumfang als 88 cm haben, die Grenze für Männer liegt bei 110 cm. (Menschen jenseits der Norm – gemeint sind z. B. sehr große Personen – ausgenommen.) Alle Werte darüber steigern das Risiko, aus Gründen des Übergewichts zu erkranken.

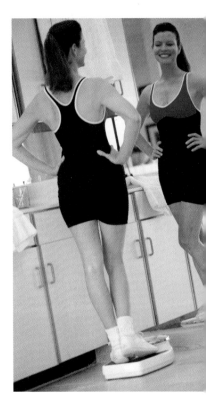

Zu diesen Krankheitsbildern zählen z. B. Diabetes, Arthrose, Herz-Kreislauf-Probleme. Interessant ist an dieser Stelle die Messung der Zusammensetzung des Körpers. Das Gewicht an sich ist nicht von primärer Relevanz.

Das Verhältnis zwischen Fett und Muskulatur sagt entscheidend etwas über die gesundheitlichen Voraussetzungen des Einzelnen aus. Als Beispiel ist eine 170 cm große Sportlerin mit 68 Kilo Gewicht nicht übergewichtig, da ihr Körper einen ausgesprochen hohen Anteil an Muskulatur aufweist. Ihre Taille wird trotzdem im angegebenen Rahmen liegen.

 Fazit:
Der Taillenumfang bzw. seriöse Fettmessungen sollten ernst genommen werden.

Achtung!
Um abzunehmen, muss eine negative Kalorienbilanz erreicht werden! Das heißt, weniger Kalorien durch Nahrungsmittel aufnehmen, als der Körper am Tag verbraucht. Mit Bewegung unbedingt moderat beginnen! Joggen ist hier fehl am Platz.

Medical Move ...
... aktiviert die Fettverbrennung. 20 bis 40 Minuten ununterbrochenes Training werden empfohlen.

Das Gleichgewicht

Der Gleichgewichtssinn ist ein extrem unterschätzter Faktor, bezogen auf das Verletzungsrisiko. Bei einem Defizit handelt es sich zwar nicht um eine typische Bewegungsmangelkrankheit, der Zusammenhang zur verminderten Leistungsfähigkeit und erhöhtem Risiko, den Arzt oder das Krankenhaus in Anspruch nehmen zu müssen, besteht jedoch direkt.

Stürze, die Menschen widerfahren, die zur Unfähigkeit führen, ihr Leben alleine bewerkstelligen zu können – sei es vorübergehend, längerfristig oder für den Rest des Lebens –, spielen in den Wartezimmern der Ärzte eine erhebliche Rolle.

Das Gleichgewicht muss herausgefordert werden! Dieser Aufgabe wird **Medical Move** hervorragend gerecht. Sogar in der Kombination mit dynamischen Bewegungsabläufen übt der **Medical Mover** diese Fähigkeit regelmäßig. Diese Verknüpfung ist realitätsnah und leistet im Alltag sinnvolle Dienste zur Sturzvermeidung. Bei jüngeren Menschen lässt sich mit diesem Prinzip der Rückgang der Balancefähigkeit verhindern und bei älteren die bereits vorhandene Unsicherheit größtenteils rückgängig machen. Ganz entscheidend ist die Erkenntnis jedes Einzelnen, dass sich die negative Entwicklung des Gleichgewichts im Laufe der Jahre bremsen lässt.

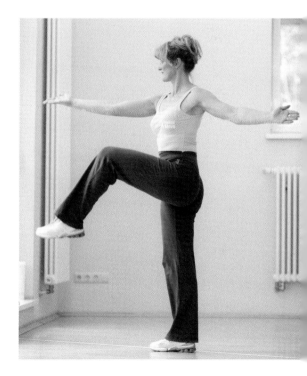

 Fazit:
Gleichgewicht kann trainiert werden.

 Achtung!
Beim Einstieg sicherheitshalber eine Möglichkeit zum Festhalten in der Nähe haben.

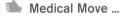 **Medical Move ...**
... enthält prinzipiell Balance-Elemente.

Der Hormonhaushalt

Einige Hormone, und zwar gerade die, die dem Menschen ein Rundum-Wohlfühlgefühl verpassen, werden durch dynamische Bewegungen produziert. Wer sich nur über Einkauf-nach-Hause-Tragen und Wäscheaufhängen aktiviert, wird niemals dieses Glücksgefühl erleben können, das sich unweigerlich nach der Trainingseinheit einstellt. Schlechte Laune ist wie weggezaubert, Aggressionen lösen sich in Wohlgefallen auf, Kreativität kommt in Gang.

Eine Tatsache sollte bereits in der Grundschule gelehrt werden: Der Mensch funktioniert nur so lange annähernd einwandfrei, solange er sich regelmäßig (zwei- bis fünfmal pro Woche) richtig austobt und gesund ernährt. Die Urbereitschaft zu kämpfen, zu fliehen, zu jagen, zu klettern, schwimmen etc. gehört zu unseren Grundbedürfnissen – und sollte weit vor dem Bedürfnis nach Fernsehen, Auto, Handy, DVD-Player und Urlaub rangieren.

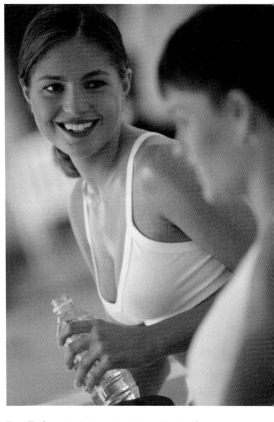

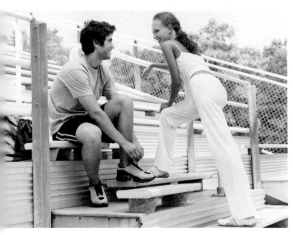

Die Zufriedenheit mit sich selbst ließe ein lustloses (inklusive Libido) Leben, das mit vermeintlichen Glücklichmachern gespickt wird, gar nicht erst aufkommen. Die Fitnessmenschen sind übrigens nicht zufällig genau die fröhlichen Kerlchen, sondern die, die sich dafür entscheiden, Fitness als Teil ihres Lebens zu etablieren, werden automatisch fröhlich. Sie können sich gegen die bessere Laune und eine gewisse Ausgeglichenheit gar nicht wehren. Deshalb erfolgt hier an dieser Stelle die ganz klare Aufforderung an alle, die Spaß am Leben haben oder haben wollen – und das für möglichst noch viele, viele Jahre. Die Hormone sind für viele ein Buch mit sieben Siegeln, und deshalb ist die Möglichkeit, den Status durch Bewegung in eine positive Richtung zu korrigieren, kaum bekannt. Die gesamte Gemütsverfassung kann auf ein positives Niveau gebracht werden. Unter den **Medical Movern** finden sich ausgesprochen fröhliche Menschen.

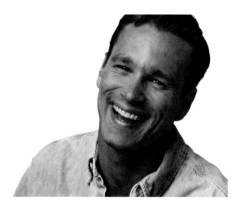

Sogar Depressionen kann präventiv entgegengewirkt werden. In einigen Fällen ist zu beobachten, das die Dosis stimmungsaufhellender Medikamente verringert oder sogar auf null gefahren werden kann. Endorphine, auch als Glückshormone bekannt, das Wachstumshormon STH und das stimmungshebende Serotonin werden während sportlicher Betätigung verstärkt ausgeschüttet und machen gute Laune.

Dem blutzuckersenkende Hormon Insulin kommt auch in der heutigen Zeit enorme Bedeutung zu. Viele Diabetiker können von Bewegung glücklicherweise profitieren. Nur leider ist oft genau diese Gruppe etwas bewegungsverarmt. Dabei sind die Auswirkungen, die man bei regelmäßigem Training unter deutlicher Einbeziehung von großen Muskelgruppen erreicht, von der Natur, dass man durch den Stolz, sich überwunden zu haben und aktiv geworden zu sein, sogar die Auswahl der Lebensmittel verantwortungsvoller trifft. Das ganze Leben bekommt einen neuen Anstrich.

Erwähnenswert ist an dieser Stelle, dass solche sich regelrecht verselbstständigenden wertvollen Veränderungen ganz ohne Zwang und Darben verlaufen. Manches Mal

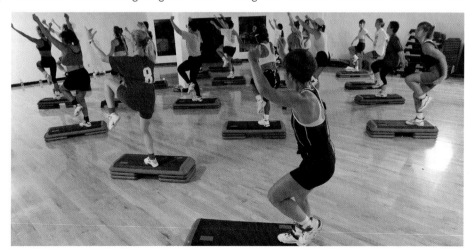

stellt der eine oder andere einen Wandel seines Verhaltensmusters fest, den er vorher für unmöglich oder für viel zu Kräfte raubend gehalten hätte. Und nun geschieht so manches wie von Geisterhand. Was vorher unter die Rubrik „kasteien" gefallen wäre, entspricht nun dem völlig normalen Lebensstil. Und da bleibt immer noch genügend Platz für die eine Bratwurst oder die andere Schoki.

Das Hormon Cortisol wiederum, das in der Nebennierenrinde gebildet wird, bewirkt, dass durch Bildung von Zucker aus Eiweiß schneller erneut Energie verfügbar ist. Dies bewirkt einerseits eine verbesserte Stressresistenz, hilft andererseits aber auch erfolgreich bei der schnelleren Bekämpfung von Entzündungen. Weitere Wirkungsweisen durch sportliche Aktivität im hormonellen Bereich gibt es viele. Und davon ist keine einzige negativ. Dieses traumhafte Ergebnis schlägt nur dann ins Gegenteil um, wenn die Intensität und der Trainingsumfang über das Normalmaß

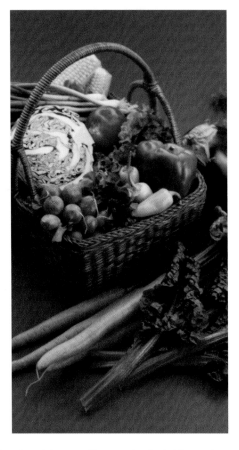

ansteigen. Freie Radikale entstehen dann in einer Menge, die eventuell nicht von den vorhandenen Antioxidantien „gefangen" werden können. Bei verstärktem Training sollte also die Menge an aufgenommenen Antioxidantien erhöht werden. Diese stecken z. B. in rohem Obst und Gemüse.

Ansonsten ist dem „Normalo" von Übertraining dringend abzuraten. Laut der Deutschen Gesellschaft für Ernährung ist ein regelmäßiges Training mit langsamer Intensitätssteigerung und kontinuierlicher Adaptation an die Belastung von hoher Relevanz bei der Verminderung von Peroxidationsschäden, das heißt von Schäden, die durch eine unregulierte Menge von freien Radikalen in biologischen Strukturen, also z. B. im Gewebe, in Erscheinung treten können.

Freie Radikale sind an der Entstehung von über 50 Zivilisationskrankheiten beteiligt. Durch das Training wird der enzymatische Schutz gegen freie Radikale klar erhöht. Effektive Anti-Oxidantien wirken als „Radikalenfänger". (Quelle: Homepage food&future e. K.)

Bewegung ist, richtig dosiert verabreicht – so wie es bei **Medical Move** der Fall ist – , das Heilmittel schlechthin. Einerseits erwirbt der Körper dadurch eine höhere Widerstandskraft gegen Schädigungen, andererseits bringt sie Erfolge mit sich, die heutzutage üblicherweise speziellen Therapien und Medikamenten zugeordnet werden, dafür aber ohne jegliche Nebenwirkung und oftmals sogar mit wesentlich größerem Erfolg. Und der alles entscheidende Satz lautet: Die Verwendung von Bewegung ist nebenwirkungsfrei!

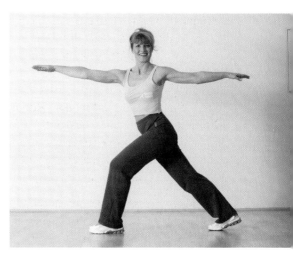

Über diesen Passus solten Sie nun einen Moment nachdenken.

Ihn zu überlesen käme einem Frevel gleich. Die unzähligen Zeilen auf den Beipackzettelchen der meisten Medikamente sind angefüllt mit ganz unglaublichen Nebenwirkungen, die der Konsument leider in Kauf nehmen muss. Sicher gibt es Fälle, bei denen es keine Alternative gibt. Aber die Anzahl derer, die den zweiten Schritt (hier im übertragenen Sinne) vor dem ersten tun (und hier im realen Sinne gemeint), einfach weil es bequemer ist, übersteigt die Personenzahl bei weitem, die fleißig Sport treibt. Eines darf man aber der Fairness halber nicht verschweigen: Natürlich hat der Gesundheitssport auch Nebenwirkungen – aber ausschließlich positive.

„Sorge für Action, sonst altert auch dein Körper frühzeitig, im Zeitraffer dahin."

Keiner braucht dann zu jammern; die entstehenden Probleme sind fast alle hausgemacht. Schuld verteilen an die bösen Gene, die überfürsorglichen Eltern, die Fastfood-Ketten und den stressigen Job, ist einfach. Selbstmitleid ist out. Selbstverantwortung ist in. **Medical Move** zeigt einen sinnvollen Weg dahin.

☞ Fazit:
Bewegungsmangel verschlechtert die Laune. Aktive Bewegung in angemessenem Umfang dagegen setzt eine Lebenslust frei, die mit Worten kaum zu beschreiben ist.

✋ Achtung!
Bei längerer Pause kehrt die schlechte Stimmung zurück.

👍 Medical Move ...
... sorgt für angemessene Aktivität und somit für die Produktion stimmungsaufhellender Hormone.

Der Knochen

Der Knochen gilt allgemein als stabil, massiv und hart. Es ist jedoch wichtig zu wissen, dass unser knöchernes Gerüst auch nach Abschluss der Wachstumsphase einem steten Stoffwechsel unterzogen ist. Die Zellen des Knochens werden beim gesunden Menschen in gleichem Maße ab- und aufgebaut. Dieses ausgeglichene Verhältnis kann durch unterschiedliche Ursachen aus dem Lot geraten. Hormonelle und wechseljahrbedingte Auslöser sind der Bevölkerung relativ bekannt.

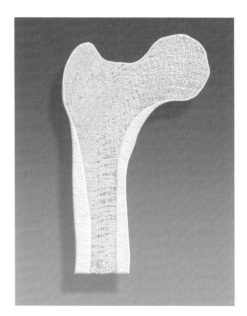

Dass fehlende Bewegung jedoch einen maßgeblichen Schuldanteil an dem unausgeglichenen knochenabbauenden und -aufbauenden Vorgang im Körper trägt und dadurch eine Osteoporose (Verringerung der Knochendichte / erhebliche Erhöhung der Knochenbruchgefahr) entstehen kann, ist den wenigsten bewusst. Die hiervon am häufigsten betroffenen Partien sind der Oberschenkelhals, die Wirbel und die Handgelenke.

Der Oberschenkelhalsbruch führt in erschreckend vielen Fällen durch die Zwangsbettruhe zu Folgeschäden, die dem Betroffenen die Rückkehr in das eigenverantwortliche Leben unmöglich machen und in manchen Fällen sogar zum Tode führen.

Durch das Einbrechen der Wirbelkörper wird aus einem eher würfelähnlichen Gebilde ein keilförmiges, das nach vorne hin

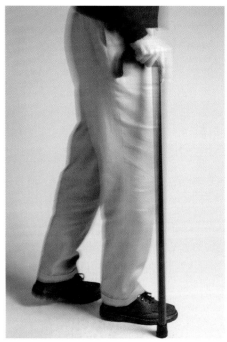

spitz zuläuft. Eine unumgängliche Krümmung der Wirbelsäule nach vorn ist das Ergebnis, unter dem unattraktiven Begriff „Buckel" allen sehr wohl bekannt.

Die irreversible Veränderung der körperlichen Statik durch die entstehende Krümmung der Wirbelsäule stellt nicht nur ein sehr bedauernswertes Ergebnis dar: Der Anpassungsmechanismus im Hals- und Kopfbereich löst unerbittlich Dauerverspannungen (auch Hartspann und Myogelosen genannt) mit den unterschiedlichsten oft schmerzhaften Folgeerscheinungen aus. Dazu gehören Kopfschmerzen bis hin zu Migräne, Schwindelattacken, Störungen im Hör- und Sehbereich.

Jenseits der hormonbedingten Komponente, die teilweise durch Präparate in ihrer Ausweitung eingedämmt werden kann, können wir durch **Medical Move** den durch Bewegungsmangel hervorgerufenen Anteil positiv beeinflussen bzw.

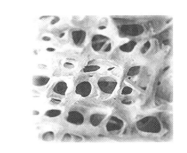

Knochen mit normaler Struktur

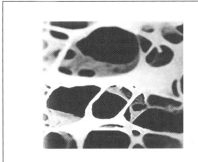

Knochen
mit osteoporotischer Struktur

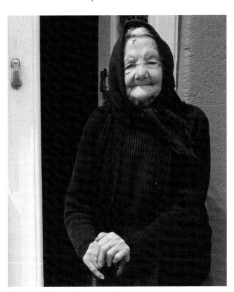

in vielen Fällen das Tempo des Voranschreitens wenigstens verringern. Dazu bedarf es (denn wir wollen hier ja keine falschen Versprechungen machen) einer beispielhaften Trainingskonsequenz und einer Bereitschaft, die eigene Komfortzone zu verlassen. Hier liegt übrigens der „Hase im Pfeffer"!!!

Solange sich das Knochengerüst nicht wirklich gebraucht fühlt, wird es an Stabilität stetig verlieren: Die objektive Messung z. B. bei einer 50-Jährigen Person würde Ergebnisse einer 70-Jährigen bringen. Eine 50-jährige Person, die seit Jahren kontinuierlich sinnvoll trainiert, hat große Aussichten auf

Ergebnisse einer 40-Jährigen. Dies kann also schon mal einen Altersunterschied von 30 Jahren ausmachen. Zurück zum Verlassen der Komfortzone: In diesem Fall kommt man nicht umhin, Muskeln in einem Maß zu aktivieren, wie es der Proband bisher eventuell noch nicht kennen gelernt hat. Schonung oder Verweichlichung sind die größten Gegner unserer Knochen.

In der Praxis verläuft die Wirkung der Muskelarbeit (aktiver Bewegungsapparat) auf den Knochen (passiver Bewegungsapparat) wie folgt: Ein Muskel hat seinen Ursprung an einem Knochen und setzt an einem anderen Knochen wiederum an. Durch seine Kontraktionsfähigkeit ergibt sich überhaupt erst die Möglichkeit zweier Knochen, sich im Verhältnis zueinander zu bewegen.

Genau über diese Verbindungspunkte zwischen Muskulatur (Sehnen genannt) und Knochen wird während der Bewegung ein Reiz auf den jeweiligen Knochen ausgeübt. Diese Reize, wenn sie in ausreichender Menge, Intensität und Regelmäßigkeit erfolgen, geben den knöchernen Strukturen den Befehl, den Aufbau voranzutreiben.

Genau hierin liegt die ganz große Chance, sein Schicksal in Bezug auf die Osteoporose selber in die Hand zu neh-

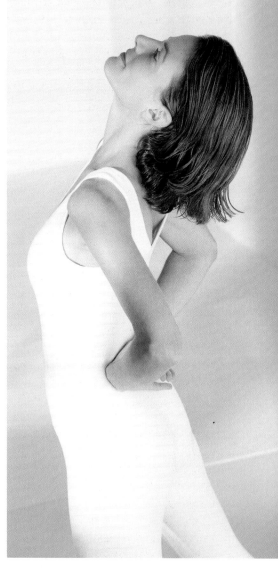

men. Sicherlich darf der negative Einfluss der Wechseljahre nicht unterschätzt werden. Aber auch hier kann der präventive Ansatz schon Jahre vorher dazu beitragen, das Ausmaß dieser Krankheit in Grenzen zu halten. Betrachtet man ein Menschenleben bezüglich des Verlaufs der Knochendichte, so zeigt sich, dass der Höchstpunkt in frühen Jahren des Erwachsenenlebens liegt. Er ist, anders als viele glauben, nicht ausschließlich genetisch vorgegeben, sondern lässt sich durch adäquate Bewegung und gesunde Ernährung schon im Kindes- und Jugendalter maßgeblich beeinflussen.

Geht man nun von diesem Peak aus und verfolgt die nächsten Jahrzehnte, so nimmt die Knochendichte allmählich ab, ist aber sehr viel früher an einer gefährlichen Grenze angelangt, wenn der Startpunkt, also der Stand der höchsten Knochendichte im Leben eines Menschen, schon zu tief angelegt war. Die Quintessenz, die sich hieraus ergibt, sollte ein sehr frühzeitiges Verantwortungsbewusstsein seiner eigenen Knochenqualität gegenüber sein. Die Sünden der jungen Jahre lassen sich nur ganz bedingt im Alter noch auffangen.

☞ Fazit:

Frühzeitiges Training ruft eine bessere Knochenstabilität im Alter hervor. Schonung ist Gift! Nachholen geht nicht. Ganz genau wie bei den Zähnen. Ist erst einer durch Karies zerstört, bleibt nur ein minderwertiges Flicken übrig.

✋ Achtung!

Kurzprogramme, wie in vielen Printmedien angeboten, gaukeln dem Leser eine Vielzahl von Effekten vor. Dabei bieten ausschließlich, und damit ist wirklich ausschließlich gemeint, regelmäßige Langzeitaktivitäten eine wahre und damit Gesundheit erhaltende Chance. Nur eine saubere Technik der Übungen hält, was die Übungsanleitung verspricht. Die besagten Langzeitaktivitäten sollten multifunktional wie multimuskulär gestaltet sein, um allen anfälligen Bereichen des Körpers Rechnung zu tragen. Im Folgenden werden jene Muskeln besprochen, die im Alltag eine Abschwächung bzw. Verkürzung erleiden. Beide Vorgänge verändern die Körperstatik anhaltend negativ, wenn man sich ihrer nicht bewusst wird und entsprechende Gegenmaßnahmen einleitet.

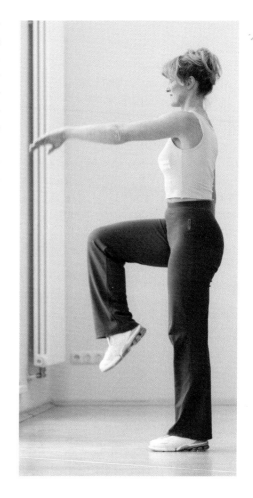

👍 Medical Move,

früh begonnen, übt ausreichende Reize auf die Knochen aus: Die Stabilitätskurve der Knochen erklimmt überdurchschnittliche Höhen und macht es der Osteoporose in späteren Lebensabschnitten verdammt schwer, Raubbau zu betreiben.

Die Beckenbodenmuskulatur

Die Beckenbodenmuskulatur verschließt sozusagen den Unterkörper von unten. Um unkontrolliertem und lästigem Verlieren von Urintröpfchen beim Husten, Niesen und Lachen zu entkommen, bietet sich ein Training dieser versteckt liegenden Muskeln an. Um sie wahrzunehmen, kann man z. B. im Sitzen die Sitzknochen aktiv zueinander bewegen. In Kooperation mit den Gesäßmuskeln kontrahiert sich dann der Beckenboden. Eine andere Testversion stellt das vorsätzliche Anhalten des Strahls beim Wasserlassen dar.

So wie bei dieser Muskelpartie zeigen sich am menschlichen Körper typische Abschwächungen, die allesamt mit entsprechendem Training wieder in Hochform gebracht werden können.

☞ Fazit:
Die Beckenbodenmuskulatur wird durch allgemeinen Bewegungsmangel immer schlaffer. Auch wenn Sport nicht immer spezielle Beckenbodenübungen enthält, wird diese Partie unbemerkt oft mit aktiviert.

✋ Achtung!
Wenn ein gewisses Maß an Erschlaffung erreicht worden ist, hilft oft nur eine Operation, um ohne Dauerslipeinlagen auszukommen.

👍 Medical Move:
Regelmäßiges Training aktiviert die Beckenbodenmuskulatur und verbessert das Körperbewusstsein auch bezogen auf diese spezifische Partie. Es wird der Unterschied zwischen aktivem und passivem Stehen vermittelt (siehe S. 82). Diese Verhaltensänderung allein kann schon hilfreich sein, um eine bessere Kontrolle über den Unterkörper zu bekommen.

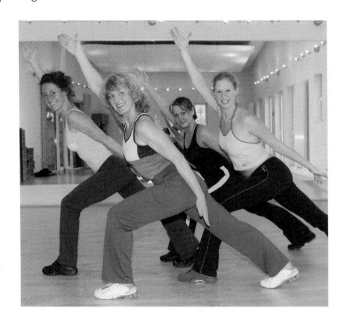

Gesundheitstraining
Medical Move

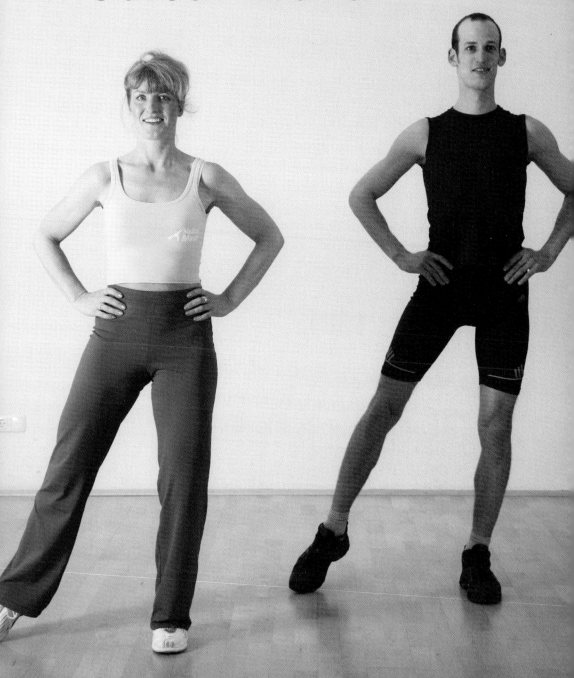

Gesundheitstraining Medical Move

Medical Move ist der präventive Gesundheitssport, der all den Schreckgespenstern der vorangegangenen Kapitel den Kampf ansagt.

Die Verbesserung der Haltung, die Sensibilisierung der Körperwahrnehmung, die Mobilisation der Wirbelsäule sowie die Kräftigung der rumpfstabilisierenden Muskulatur widmen sich dem Thema „Rückenprobleme".

Großräumige Bewegungen nach einer angemessenen Erwärmung und lokale Mobilisation erhalten die Flexibilität des jeweiligen Gelenks und optimieren den Stoffwechsel der Knorpel. Durch diesen Aspekt kann eine Knorpelabnutzung verlangsamt oder vermieden werden. Das bewusste Kräftigen der für die Gelenke zuständigen jeweiligen Muskeln gibt ihnen den notwendigen Halt, und daraus ergibt sich eine wohldosierte und koordinierte Umgehensweise mit sich selbst.

Ein hoher Anteil an gleichzeitig arbeitenden Muskeln sorgt für ein aktiviertes Herz, verbesserte Kräfteverhältnisse. Es ist zum Glück nicht notwendig, laut prustend durch den Wald zu rennen, um ein wirkungsvolles Kreislauftraining zu absolvieren. Je mehr Muskeln gemeinsam zur Arbeit aufgefordert werden, desto mehr Sauerstoff muss

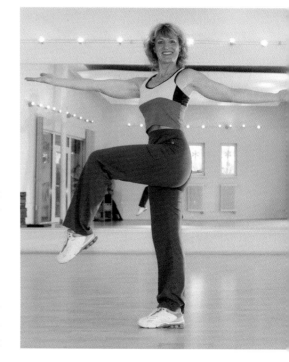

über das Blut zum Ort des Geschehens befördert werden. Um diesem Anspruch zu genügen, setzt das Herz die Schlagfrequenz hoch, schon ist das Herz-Kreislauf-Training in vollem Gange. Kein Joggen, kein Hüpfen, kein Springen ist notwendig! Gelenkschonend enthält **Medical Move** keine Flugphasen (Ausnahme bildet die Profistufe). **Alle** empfohlenen Positionen, Schritte und Schrittkombinationen können durch dieses *Low-Impact-Prinzip* (ein Fuß berührt stets den Boden) in ihrem Grad der Intensität frei variabel eingesetzt werden. Sogar kleine Rückschläge z. B. durch Grippe können so problemlos aufgefangen werden.

Zeitgleich wird ein höherer Kalorienverbrauch (in der heutigen Zeit ein obligatorisches Ziel) in dreifacher Hinsicht erreicht. *Während* des Trainings lässt sich der Fettstoffwechsel aktivieren, danach läuft der Nachverbrennungseffekt, und grundlegend ergibt sich durch den erhöhten, also verbesserten Anteil an Muskelmasse Tag für Tag ein höherer Grundumsatz (der sogar beim Schlafen erhalten bleibt). Genauer gesagt, verbraucht ein schlafender Sportler mehr Kalorien als ein schlafender Faulpelz.

In der Muskulatur entstehen durch regelmäßiges **Medical Move**-Training Mitochondrien (sog. Verbrennungsöfchen), die den Grund für die allgemeine verbesserte Fettverbrennung darstellen. Im Umkehrschluss verkümmern diese Gebilde wieder, wenn das Training über längere Zeit nicht fortgeführt wird.

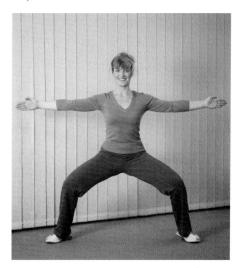

Balanceübungen zur Verbesserung der Gleichgewichtsfähigkeit, z. B. das Stehen auf Zehenspitzen oder einem Bein, fallen unter die Rubrik „propriozeptives Training" und helfen bei der Verbesserung der intermuskulären Koordination. Jeder regelmäßig Trainierende kann seinen Gleichgewichtssinn erstaunlich verbessern und als sehr angenehme Folge seine Sturzgefahr auffallend verringern. Der Faktor Standsicherheit wird viel zu selten thematisiert, dabei kann er, unbeachtet, Verursacher von Kosten im Gesundheitssektor in Milliardenhöhe sein.

Gleichgewichtsübungen sind die Rettung vor unzähligen Stunden in Ärztewartezimmern und Krankenhausbetten. Ergänzend kann man eine verbesserte Körperwahrnehmung bei den **Medical Move**-Sportlern nach einiger Zeit beobachten, die die komplette Bewegungsqualität signifikant verbessert.

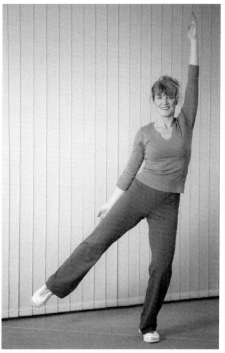

Das Erfreuliche an **Medical Move** sind das Ineinandergreifen der einzeln thematisierten Trainingsziele und deren harmonische Verknüpfung.

Tipps für den Alltag

Es folgen nun einige Tipps, wie der Alltag modifiziert werden kann, um die eigene Körperwahrnehmung zu verbessern, ja sich dieser Chance überhaupt bewusst zu werden. Kaum jemand ist dem Schicksal bezüglich seiner Haltung und des Zustands der Muskulatur ausgeliefert. Die kleinen Dinge, die uns dabei auffallen werden, sind z. B.:

⊚ Problem A

Das Tragen des Kopfes vor der Körperlängsachse.

Die veränderten Hebelverhältnisse belasten über Jahre gesehen die Halswirbelsäule stark und produzieren eine andauernde Hyperspannung in der Hals-/Nackenmuskulatur. Diese wiederum verhindert eine optimale Durchblutung direkt im muskulären Bereich, aber auch des Kopfes. All die Funktionen, die im Kopfbereich angesiedelt sind, wie Hören, Sehen, Denken, Gleichgewichthalten, werden in den meisten Fällen negativ beeinflusst. Dazu kommen unschöne Zustände wie Tinnitus, Migräne, schlechte Laune, Dauerschmerzen im Nacken bis hin zu depressiven Attacken. Der Ursprung

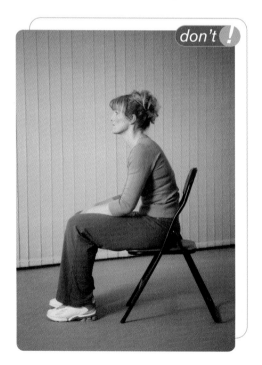

dieser Beschwerden wird häufig woanders gesucht bzw. anders behandelt als durch Körperwahrnehmungsübungen, Haltungsverbesserung und detektivisches Aufspüren der Ursachen.

Ursachenforschung stellt die Chance schlechthin dar. Die Ergebnisse können allerdings nur von jedem Einzelnen als warnendes Beispiel gesehen und durch eine Änderung des Verhaltensmusters, der habituellen Haltung, positiv verändert werden. Kein Arzt oder Trainer kann hier helfen, wenn keine Bewusstseinsveränderung stattfindet.

Lindern lassen sich die Beschwerden vorübergehend meist, dann hängt der Betroffene jedoch in der Symptombekämpfung fest, die einem Teufelskreislauf entspricht.

✔ Kompensationsmöglichkeit zu A

A1

Die Schulter beim Ausatmen leicht nach hinten/unten führen.

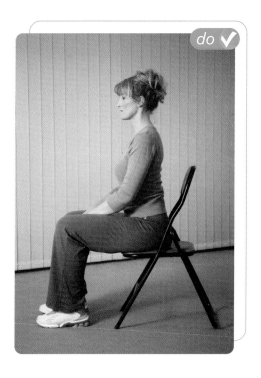

A2

Der Start verläuft wie bei Übung A1, zusätzlich nun beim Ausatmen den Hinterkopf zur Decke schieben. (5 bis 10x)

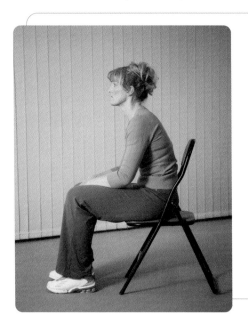 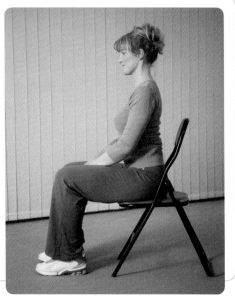

Die Halswirbelthematik wird bei **Medical Move** grundlegend berücksichtigt, meist in Kombination mit gleichfalls wichtigen vernachlässigten Partien. Dieser und die folgenden Einzelbereiche kehren bei den **Medical Move** Fotoreihen wieder (siehe S. 88).

◎ Problem B

Die zu stark ausgeprägte Krümmung der Brustwirbelsäule.

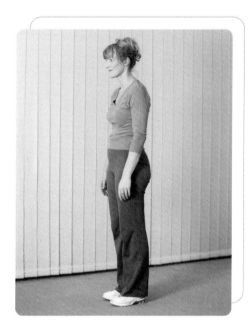

Diese Abweichung belastet die Bandscheiben übermäßig und einseitig. Dadurch verschlechtern sich der Flüssigkeitshaushalt und die Nährstoffzufuhr.
Beide sind für die wünschenswerte
Elastizität jedoch zwingend notwendig.

✔ Kompensationsmöglichkeit B

B1

Auf der vorderen Kante eines Stuhls sitzen, mit beiden Händen die Rückenlehne
unten umfassen, beim Ausatmen den
Brustkorb vorschieben bei gleichzeitig gesenkten Schultern. Nach einigen Versuchen die Arme lockern, dann geht's in
die zweite Runde. Den Oberkörper im
Sitzen aufrichten, Schultern senken und
die Schulterblätter hinten zueinander
schieben. Der Hinterkopf schiebt sich
zeitgleich zur Decke hinaus. Danach den
Oberkörper entspannt nach vorn zusammensinken lassen. Dabei gleichmäßig atmen. 5 Wiederholungen genügen vorerst.

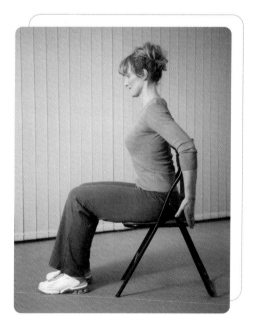

B2

In der Aufrichtung ca. eine Minute sitzen bleiben und dabei entspannt weiteratmen, 3 bis 5 Wiederholungen werden empfohlen. Zwischendurch etwas auflockern.

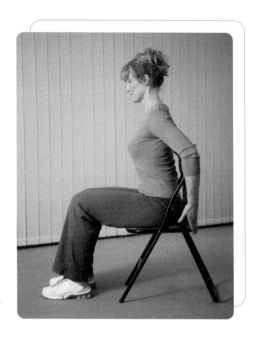

Die verbesserte Haltung der Brustwirbelsäule stellt ein elementares Thema von **Medical Move** dar und kann in ausgezeichneter Form mit unterschiedlichsten Übungselementen verbunden werden, die gleichzeitig ganz andere gesundheitliche Vorteile, wie z. B. Balance und Ausdauer, auslösen (siehe S. 100).

Diese beiden Abläufe dienen der verbesserten Streckfähigkeit – der eine Teil auf dem Weg zum Rückenglück, über Kräftigung verläuft ein anderer.

Dieser folgt nun.

Zu A und B

A, B1

Übung B2 wird wiederholt. Wenn der Brustkorb weit vorne angekommen ist, lösen sich die Hände einen Zentimeter von der Lehne, ohne dass man zusammenfällt.

Ca. zwei Atmungen später lässt man sich entspannt zusammensinken (übrigens für viele die ganz normale Haltung!). Ca. 5 Durchgänge.

Das Atmen unbedingt ohne Unterbrechung durchführen, da Atempausen negativen Stress auslösen. Immerhin spürt
der Körper, dass ihm sein Lebenselixier
auf unbestimmte Zeit entzogen wird, und
das macht ihm berechtigterweise Angst.
Er hält zwar mehrere Wochen ohne
Essen aus, mehrere Tage ohne Trinken,
aber nur wenige Minuten ohne Sauerstoff. Dieser Stress ist also nachvollzieh-
bar, sollte unbedingt vermieden werden.
Dieses Verhältnis zwischen Atmen,
Trinken und Essen bleibt unseren Über-
legungen meist verborgen. Würden sonst
so viele über Essen und vergleichsweise
wenige über Atmen philosophieren?

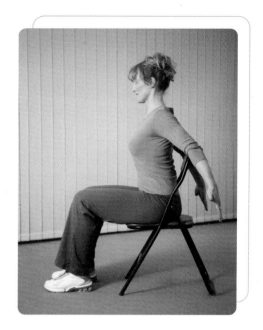

Zurück zur Haltungsschulung und Kräftigung des Rückens, diesmal in Kombination
mit Beweglichkeitstraining bezogen auf die Rotationsfähigkeit der Wirbelsäule:

A, B2

Man ist wieder in der senkrechten Sitz-
position mit stolzem Brustkorb und
schwebenden Armen angekommen.
Jetzt werden beide Arme gebeugt, ohne
dass der Rücken sich krümmt.

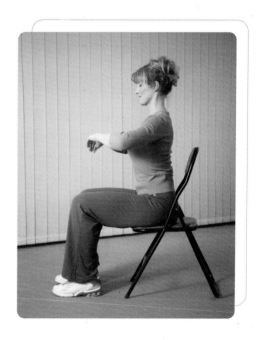

Es beginnt eine leichte Rotation der Wirbelsäule inklusive Schultergürtel. Die jeweilige Drehung zur Seite beginnt beim Ausatmen. Wenn die Einatmung einsetzt, dreht sich der Oberkörper zunächst in die neutrale Ausgangsstellung zurück und dreht dann fließend in die andere Richtung.

Dieses Grundprinzip stellt eine wichtige Grundlage während des Trainings dar, weil der Körper beweglicher wird, wenn er gerade ausatmet. Diesen Effekt sollte man sich seinen Gelenken zuliebe zunutze machen. Drei Drehungen pro Seite ohne zu unterbrechen genügen vorerst. Es folgt eine Erholungspause, in der wir uns der Halsmuskulatur widmen. Die Spannung im Körper löst sich, man sinkt auf dem Stuhl in sich zusammen, legt dabei den Kopf mit der Stirn auf den Händen ab. In dieser Position atmet man einfach ruhig einige Male durch.

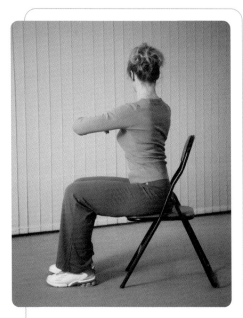

Wer das Aufrichten des ersten Abschnitts mehrmals durchgeführt hat, kann dies spontan in Kombination mit der Erholungsposition in den Alltag integrieren, z. B. auch im Arbeitsleben.

Medical Move zeigt, bezogen auf die harmonische Abstimmung zwischen Hals und Brustwirbelsäule, äußerst effektive Bewegungskombinationen (siehe S. 92/93).

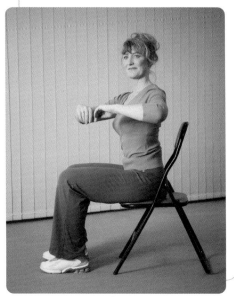

⦿ Problem C

Schwache Beinmuskeln, die ein rücken- und kniegerechtes Bücken unmöglich machen. Um das gesamte Körpergewicht ohne Kniebeschwerden während einer Kniebeuge zu senken und wieder aufzurichten, bedarf es schon einer Beinkraft, die regelmäßig trainiert werden muss. Das leider so verbreitete lange Sitzen ist der ärgste Feind der vorderen Beinmuskeln und ihres Kooperationspartners, der Gesäßmuskulatur.

✔ Kompensationsmöglichkeit C

Sich mit dem Rücken inklusive Hüfte an eine Wand stellen, die Füße im Abstand von ca. 30 cm aufstellen, Knie dabei etwas beugen und dann einige Male durchatmen. Je nach Kraft kann die Hüfte etwas tiefer sinken.

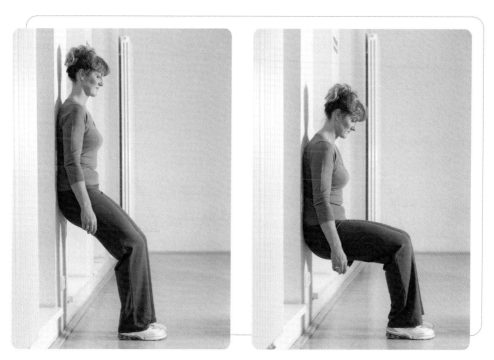

Die Beinmuskulatur stellt bei **Medical Move** die Basis fast aller Positionen dar, findet bei **Medical Move** doch der Hauptteil des Trainings im Stehen bzw. in der Fortbewegung statt. Gleichzeitig focussiert man andere wichtige gesundheitliche Aspekte. Hieraus ergibt sich eine erfreuliche Ökonomie (siehe S. 98).

Kombinationsmöglichkeit A, B, C

Durch diese vorbereitende Übung sensibilisiert man sich für die Rückpartie des Rumpfes, genauer gesagt für die Streckung dessen. Da man seinen Rücken nicht sehen kann, fällt möglicherweise ohne vorherige Sensibilisierung das Trainieren nicht ganz so leicht.

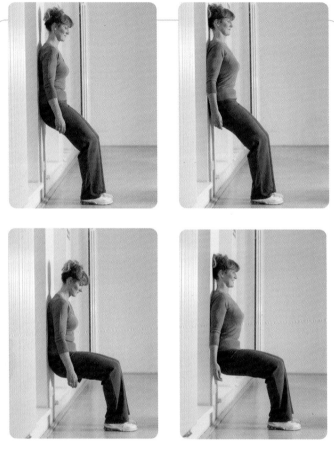

Beim Ausatmen die gesenkten Schultern und den unteren Teil des Hinterkopfes zusätzlich leicht gegen die Wand drücken. Fünf Wiederholungen genügen; nach kurzem Lockern gleich noch einmal einsetzen, Knie etwas tiefer beugen.

Die Grundidee, mehrere Aspekte zeitgleich zu berücksichtigen, entspricht der Basis des **Medical Move**-Trainings. Was hier als isolierte Position gezeigt wird, entfaltet an späterer Stelle (z. B. auf S. 103) seine ganze Bedeutung.

◎ Problem D

Zeigt sich bei Überlastung bestimmter Strukturen durch Einkäufe, Räumaktionen, Umzüge, Haushalt oder Gartenarbeit, oftmals um Zeit zu sparen. Die gesparte Zeit nützt keinem etwas, wenn er kurz darauf mehrere Wochen im Reha-Zentrum verbringen muss, weil die Überlastung, die vielleicht nur Bruchteile einer Sekunde gedauert hat, ausreichend war, um einen Schaden im Stützapparat zu verursachen. Da hilft auch kein „Mir ist ja noch nie etwas passiert!" oder ein „Was ist schon ein Mineralwasserkasten?".

Rein rechnerisch ist der Körper natürlich in der Lage, gewisse Gewichte gefahrlos zu heben, zu tragen und abzustellen. Die Rückenmuskeln gemeinsam mit der Brustmuskulatur und dem Bizeps sind ein geniales System. Aber nur solange

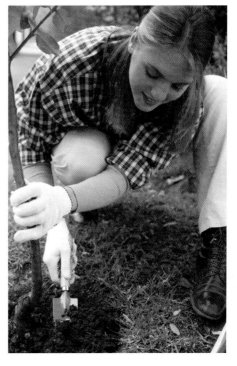

man die „Gebrauchsanleitung" beachtet.

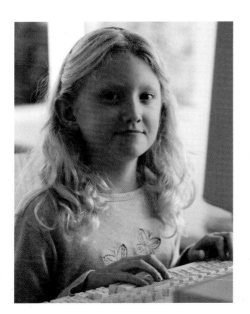

Damit die Muskulatur optimal eingesetzt werden kann, bedarf es einer bestimmten Positionierung der Knochen und Gelenke einschließlich der Wirbelsäule. Wenn die Statik stimmt, ist das Verletzungsrisiko kaum noch existent. Hier ist aber die Tücke des so einfach anmutenden Vorgehens versteckt.

Wie sieht die perfekte Statik denn aus? Wie weiß ich denn, dass ich mich winkelgenau positioniert habe? (Dies ist einer der Punkte, die hervorragend in die Phase der frühkindlichen Prägung während des Kleinkind- und Schulalters integriert werden könnten.) In allen aufgeführten

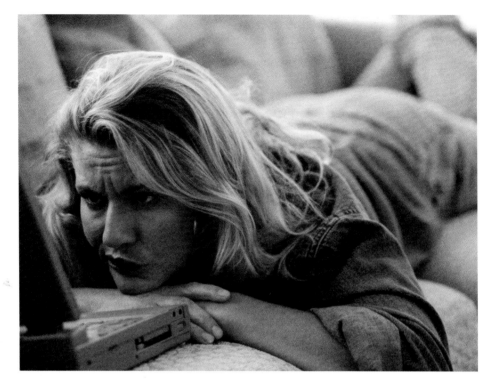

Tätigkeiten bzw. Situationen lauern Bewegungsmangelerkrankungen und/oder Fehl-positionierungen mit deren Haltungsschäden:

- Hausarbeit
- Gartenarbeit
- Schulsport
- Langes Stehen
- Langes Sitzen

- Autofahren
- PC-Tätigkeit
- Telefonieren
- Einseitige berufliche Belastung
- Inaktivität im Allgemeinen

Zumindest liegt das optimale Lernalter bei unserer Thematik vor dem zwanzigsten Lebensjahr. Zum Glück bleibt allen bei bewusstem Umgang mit sich selbst die Mög-lichkeit, das Haltungsbewusstsein sehr wohl noch positiv zu verändern. Viele Men-schen haben die Notwendigkeit erfasst und möchten all die Jahre ihres Berufslebens und ihren Lebensabend bei guter Gesundheit verbringen. In schönsten Farben kön-nen sie sich ein aktives Älterwerden vorstellen. Fleißiges Training ist ganz sicher ein Baustein des notwendigen Fundaments. Nur wer sich der Tatsache verschließt, dass der Körper gewisse Belastungsgrenzen hat, die ab einem bestimmten Alter ohne Gesundheitssport in Erscheinung treten, kann keinen Einfluss nehmen. Auch kann sich dann keine Körpersensibilität entwickeln. Ob beim Sport oder im Alltag, es gilt, erst zu denken bzw. zu fühlen, dann zu handeln. So manche Überlastung, die zu einem Knockout führen könnte, wird so vermieden.

Alle häufigen Alltagsbewegungen, die zu unvorhersehbaren Verletzungen und Verschleißerscheinungen führen, werden bei **Medical Move** bewusst gemacht und konsequent kompensiert.

Kompensationsmöglichkeit D

Lieber zweimal einen Weg gehen und nur die Hälfte des Einkaufs ins Haus tragen, als die Bandscheiben überlasten und einen Prolaps (Bandscheibenvorfall) riskieren.

◎ Problem E

Der Monolateralismus steht in Widerspruch zu unserer natürlichen Körpersymmetrie. Er entsteht aus unzähligen Tätigkeiten mit einem Arm, wie verstärkt bei Rechtshändern üblich. Konkret bedeutet es eine Dysbalance im Rücken-Nacken-Bereich, da einarmige Aktionen asymmetrische Muskelaktivitäten zwingend hervorrufen. Diese ungleichmäßige Belastung kann bis hin zu einem Beckenschiefstand führen. Jene Folgen, ihre Reichweite und deren Problembekämpfung würden jedoch den Rahmen dieses Buches sprengen.

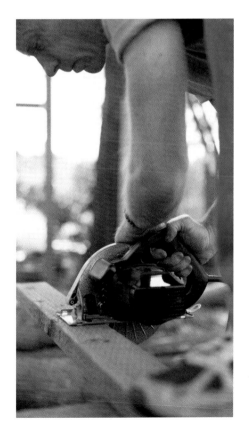

Durch **Medical Move** erreicht man eine verbesserte Koordination, die einem derartige Abweichungen der normalen Verhaltensmuster besser ermöglicht. Zusätzlich erlangt jeder Trainierende eine leistungsstarke Rumpfmuskulatur, die einseitige Belastungen gut kompensieren kann. Der Einsatz der vernachlässigten Seite ist hierbei garantiert.

✔ Kompensationsmöglichkeit E

Tätigkeiten, die normalerweise immer mit der einen Hand durchgeführt werden, ab und zu bewusst mit der anderen erledigen. Als einfache Beispiele kann man es gefahrlos mit dem Aufschließen der Wohnungstür, dem Greifen der Produkte beim Einkaufen und dem Eincremen versuchen. In Fällen wie Schminken, Rasieren und Salatzubereiten empfiehlt sich diese Umstellung nicht!

Klein, aber fein (die Veränderungen mögen unwesentlich erscheinen, bringen aber erstaunliche Wirkungen mit sich).

Im Laufe des gesamten Übungsprogramms lernt der Move den Unterschied zwischen verschiedenen Arbeitsweisen der Muskulatur, die da wären: die konzentrische (jedem bekannt z. B. durch die Bizepsaktivität beim Anheben von Gegenständen), die exzentrische (beim Absetzen des Gegenstandes) und die statische (beim Halten eines Gegenstandes). Die statische Kraftentwicklung erhält beim **Medical Move** im oberen Rückenanteil und dem Gesäß eine tragende (im wahrsten Sinne des Wortes) Rolle.

Um den Körper vor einem jämmerlichen Zusammensacken (Größenverlust im Laufe des Alterns, oft mehrere Zentimeter), einem Buckel und Hüftbeschwerden zu bewahren, lohnt es sich, gerade die statischen Elemente sehr ernst zu nehmen.

Die dynamischen Muskelaktivitäten regen hervorragend den Kreislauf an und schulen den Umgang mit dem eigenen Körper, damit man gelenkiger und nicht so ungeschickt wird. Koordinierte Bewegungen, die mit einer geschmeidigen Selbstverständlichkeit ablaufen, haben schon manchem zum Erfolg verholfen.

Die gesamte Körpersprache wird fließender, und konsequenterweise verringert sich das Alltags-Verletzungsrisiko relativ stark. Manch ein **Medical Mover** ist schon nach Treppen- oder Leitersturz elastisch wie eine Katze gelandet, ohne sich verletzt zu haben.

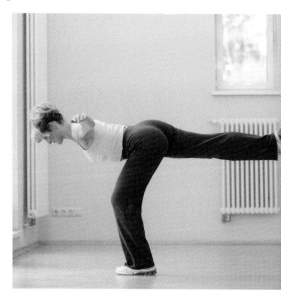

Praxistipps

Das Gehen ist des Menschen Fortbewegungsgrundtechnik. Dabei werden mehrere Muskelgruppen aktiviert. Um diese ausreichend mit Sauerstoff zu versorgen (nur dann sind sie arbeitstauglich), leistet das Herz eine positive Mehrarbeit. Das Herz ist absolut der wichtigste Muskel, den wir haben. Aber auch die Fähigkeit, die Blutgefäße gut zu durchspülen und elastisch zu halten, sollten als äußerst wertvoll anerkannt werden. Gehen Sie allein oder noch besser in Gesellschaft täglich eine halbe Stunde zügig spazieren.

Ab und zu einfach einmal tiefer durchatmen und sich am bloßen Dasein erfreuen. Die Dauer darf gerne nach einiger Zeit ausgeweitet werden, die Strecke kann durch Parks und um Seen herumführen, und die zivile Kleidung weicht irgendwann von ganz alleine bequemen Sportsachen. Aber Achtung: „Markenklamotten" machen noch keinen Spitzensportler; „Kleider machen Leute" greift hier nicht.

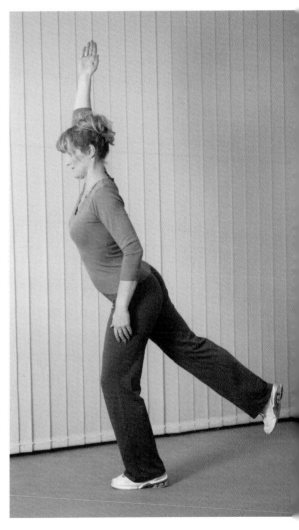

Sport liegt ein objektives Leistungsvermögen zugrunde, nicht die Meinung, die andere von uns haben. Eine Pulsuhr ist jedenfalls dreimal wichtiger als die Hose in Topqualität. Die ausführlichen Walking-Trips genügen auch, falls Zeitmangel im Spiel ist, alle zwei Tage.

Die Realisierung muss unbedingt umsetzbar bleiben. Ein zu straffer Plan demotiviert in Kürze durch gestrichene Sporttermine, woraus ein Gefühl des Versagens resultiert und das ganze Unterfangen zum Scheitern verurteilt ist. Ergebnis: „Negativspirale".

Ein Konzept, das wie **Medical Move** dem Trainierenden wieder einen Zugang zu seinen ureigensten Fähigkeiten eröffnen möchte, greift diese Grundform der menschlichen Bewegung natürlich auf. Der grundlegende Gedanke: Ein umfangreiches Ausschöpfen nahezu aller Gelenkreichweiten steigert das subjektive Lebensgefühl enorm, erhält bis ins hohe Alter die Elastizität und mindert die gelenkspezifischen Beschwerden weitreichend.

Also setzt **Medical Move** beim Gehen an und modifiziert dies mit dem Ziel, die Intensität allmählich zu steigern und durch kombinierte Armbewegungen den Effekt zu erhöhen. Das erklärte Ziel ist eine beispiellose Ökonomie. Der eingesetzte Zeitaufwand soll optimal genutzt werden. Bevor wir nun zum aktiven Teil des Buches kommen, hier zum Kennenlernen und Erfassen der eigenen körperlichen Verfassung.

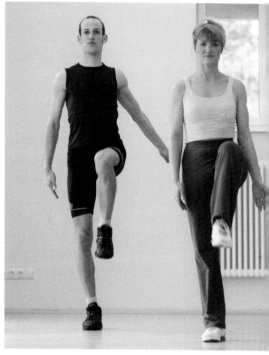

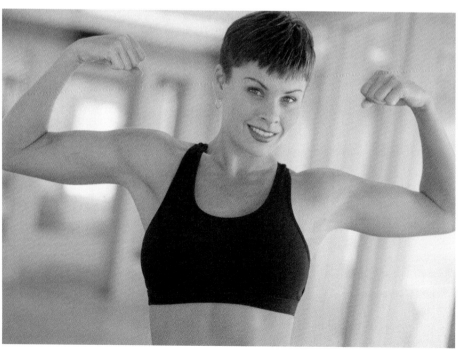

Zuerst eine Möglichkeit, seinen eigenen Fitness-Zustand grob einzuschätzen.

Alltagsfitnesstest

1. Treffen sich meine Hände hinter dem Rücken, wenn ich den einen Arm von oben und den anderen von unten zueinander führe? Bitte diesen Test langsam, also ohne Ruck durchführen. Berühren sich die Finger nicht, liegt bereits eine Bewegungsein-schränkung vor.

2. Kann ich auf einem Bein mehrere Sekunden ohne Wackeln stehen? Fünf Sekun-den sind das absolute Minimum, zehn Sekunden dürften eigentlich auch kein Pro-blem darstellen. Darunter hat der Gleichgewichtssinn bereits schwer gelitten, und die Sturzgefahr ist erheblich angestiegen.

3. Ist es mir möglich, meinen Rücken fünf bis zehn Sekunden waagrecht zu halten (mit leicht gebeugten Beinen)? Hierbei empfiehlt sich eine zweite Person zur Be-gutachtung. Unter der genannten Dauer zeigt sich entweder eine Schwäche in der Rückenmuskulatur oder eine fehlende Fähigkeit, seinen Rücken überhaupt kontrol-liert zu halten – oder eventuell sogar beides! Jedenfalls ist jeder, der hier unzurei-chende Ergebnisse erzielt, latent gefährdet, durch eine Fehlhaltung und falsches Heben sowie Tragen seinen Rücken zu überlasten, zu verletzen und sogar einen Bandscheibenvorfall auszulösen.

4. Kann ich zwei Stockwerke eines Treppenhauses mühelos bewältigen und mich dabei noch unterhalten? Wenn nein, dann könnte dem Herzen ein wenig regelmä-ßiges Training ohne Zweifel ausgesprochen gut tun.

5. Gelingt es mir, ohne Zögern die Knie abwechseln zu heben und zeitgleich jeweils den Arm auf der Standbeinseite senkrecht hochzuschieben? (Auch hier könnte eine Kontrollperson hilfreich sein.) Wenn ja, Kompliment, wenn nein, ist die Koordination leicht getrübt und dem Gehirn und den Nerven sollten regelmäßig neue Aufgaben gestellt werden, um geistig rege zu bleiben.

Die Bedürfnisse des Körpers sind sehr einfach zu erfüllen, sofern man sich darüber bewusst wird, dass der Mensch ein Bewegungswesen ist. Alle Säugetiere benötigen ausreichende Bewegung zum Überleben. Alle Leiden, die durch Bewegungsmangel entstehen, inklusive psychischer Unausgeglichenheit, lassen sich bis zu einem gewissen Grade lindern oder komplett kurieren. Bewegung wirkt ähnlich wie viele Medikamente,

Spritzen und Behandlungen – nur mit dem wunderbaren Unterschied, dass es keine unerwünschten Nebenwirkungen gibt. Ein generelles, durchdachtes Bewegungstraining bei Diagnosen wie Arthrose und Rückenproblemen, dem Pillenschlucken und Spritzen vorangeschaltet, würde enorme Kostenersparnis im Gesundheitsbereich bewirken und vielen Menschen unterschiedlichen Alters auf natürliche Weise helfen.

Der Mensch heutzutage ist – so könnte man sagen – denaturiert. Die banalsten Grundbedürfnisse wie Gehen, sich in freier Natur aufhalten, Toben, Strecken, tiefes Durchatmen, den Körper durchbewegen, sind beinahe in Vergessenheit geraten. Schauen Sie sich das Verhalten einer Katze genauer an: Sie werden feststellen, dass sie täglich (!) Ihre Beweglichkeit übt und mehrere Bewegungseinheiten absolviert. Sie springt sogar häufig hinauf oder herab, obwohl es einen bequemeren Weg gäbe.

Sie spielt mit Fransen und Vorhängen, wenn sie mit ihren Pfoten beim Mäusefang nicht ausreichend im Einsatz war. So bleibt sie für ernsthafte Einsätze wie Flucht und Nahrungssuche gewappnet. Instinktiv betreibt sie genau das „Fitnesstraining", das ihr das Überleben sichert. Gerne wird an dieser Stelle der Einwand vorgebracht, dass unser Leben zivilisationsbedingt einen Wandel durchlaufen hat, der uns ein „artgerechtes" Verhalten schier unmöglich macht.

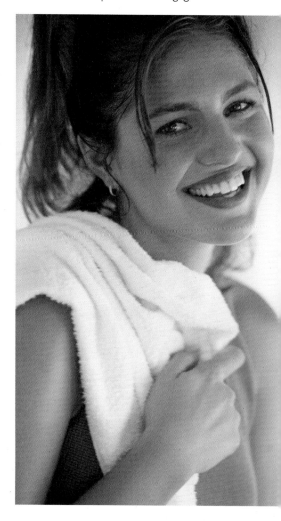

Fest steht jedoch, würde jemand sein Haustier auf eine Weise halten, wie er sein (Bewegungs-)Leben lebt, müsste er mit einer Anzeige vom Tierschutzverein rechnen.

Zurück zum eigentlichen Thema: Nach getaner Arbeit sollte der Mensch einen Restanteil „Urinstinkt" in vollem Umfange zum Zuge kommen lassen. Raus aus den Alltags- oder Arbeitsklamotten, rein ins Sportzeug!

Das Training genießen und dann mit gutem Gewissen nach genüsslichem Duschen in die Couch sinken. Wunderbar!

Tipps für das Medical Move-Training

1. Sich Platz suchen, auf dem man trainieren kann, ohne sich zu stoßen.

2. Wasser oder Apfelschorle für kleine Schlucke während des Trainings bereitstellen. Nicht erst anschließend!

3. Bequeme Kleidung tragen, also weder Hosen mit festem Bündchen noch Knie-strümpfe oder Socken, die einschneiden. Sobald die Haut kleinste Druckstellen aufweist, ist das jeweilige Kleidungsstück ungeeignet. Es hemmt die Durchblutung, fördert Krampfadern und blockiert den Lymphfluss (übrigens verantwortlich für den Abfluss vieler Gift- und Abfallstoffe). Der Körper besteht zu ca. 70 Prozent aus Wasser. Eine Eigenschaft dieses Elements ist bekannterweise seine hohe Fluidität aus. Die logische Konsequenz daraus ist, dass der gesamte Körperkreislauf ins Stocken gerät, wenn durch enge Kleidungsstücke dieses Fließen beeinträchtigt wird. Erstaunlich viele Menschen haben sich an den Zustand der eingeschnittenen Waden oder z. B. der Einkerbung durch BH-Träger gewöhnt. Die Gewohnheit macht aber den negativen Effekt nicht zunichte. Die subjektive Wahrnehmung ist in diesen Fällen empfindlich gestört.

4. Der Untergrund darf nicht rutschig sein, lose Teppiche stellen eine Stolpergefahr dar, also weg damit (wenigstens für eine gewisse Zeit).

5. Eine Frischluftzufuhr sollte während des Trainings – z. B. durch ein gekipptes Fenster – gewährleistet sein.

6. Möbel, die gefährliche Kanten haben, außer Reichweite schieben.

7. Ein Telefon in erreichbarer Nähe parat halten, damit bei einem Unwohlsein Hilfe gerufen oder bei viel Freude am Training alle Freunde gleich zum nächsten Termin eingeladen werden können.

8. Schuhwerk ist nicht unbedingt notwendig, barfuß ginge es auch. Wenn aber Schuhe favorisiert werden, dann in der Sohle bewegliche Sportschuhe.

9. Eine Uhr zum Einhalten einer geplanten Übungsdauer ist empfehlenswert.

10. Im Kalender für die nächsten 365 Tage schnell die **Medical Move**-Termine markieren. 3x/Woche wäre super, 2x/Woche bringt auch schon die Fitness deutlich nach oben, 1x/Woche lässt wenigstens das Altern nicht so rasant voranschreiten.

Nun wird das Herz-Kreislauf-System etwas aktiviert und der Verbrauch der Kalorien erhöht. Um bei gesteigerter Intensität der nun folgenden Übungen jedoch nicht in den anaeroben Bereich zu kommen, in dem der Körper nicht mit genügend Sauerstoff versorgt wird, sollte sich jeder **Medical Mover** unbedingt wohlfühlen und auf keinen Fall Schmerzen empfinden oder nach Luft schnappen.

Wollen Sie den erwünschten Mehreffekt erzielen, ist die Beachtung folgender Grundprinzipien – als roter Faden durch die Trainingseinheit – erforderlich:

• die Knie zeigen immer Richtung Fußspitzen

• die Bewegungen in angemessenem Tempo durchführen, auf keinen Fall hetzen

• die Technikbeschreibungen bewusst in die Praxis umsetzen, von ihnen hängt der Erfolg maßgeblich ab

• die Bewegungen nie ruckartig durchführen, **Medical Move** liegen fließende, geschmeidige Bewegungen zu Grunde

• die Fotos mit den richtigen und falschen Beispielen bewusst betrachten, um mögliche Fehlerquellen zu vermeiden

• versuchen, Einzelelemente auf den Alltag zu übertragen.

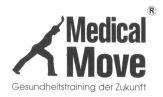

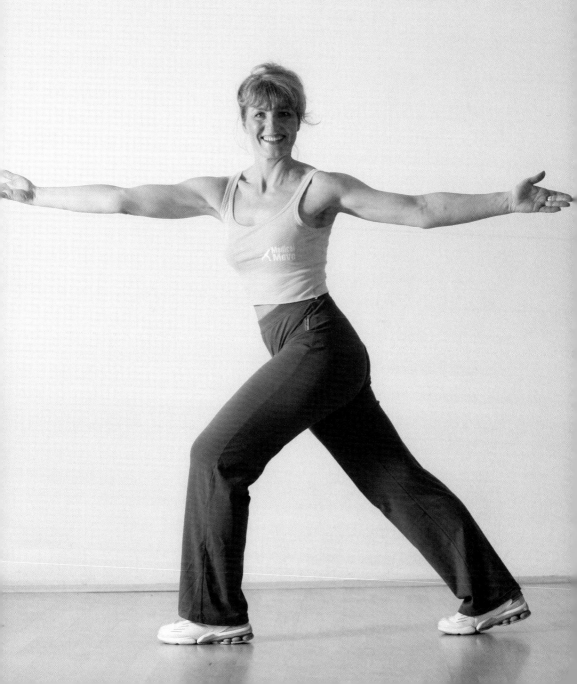

Diese reinen Basisschritte enthalten bereits in sehr moderater Form ein Herz-Kreis-lauf-Training, eine Bewusstmachung der aufrechten Haltung, eine Mobilisation des Schultergürtels sowie eine Kräftigung der Rückenmuskeln zur Aufrichtung der Brust-wirbelsäule.

Hier beginnt die 1. Stimme

- Gehen am Platz, Füße komplett auf- und abrollen. Ca. 1 Minute.

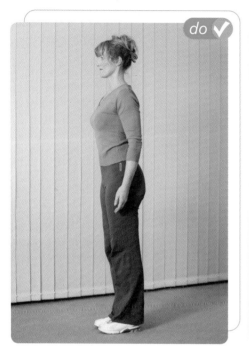 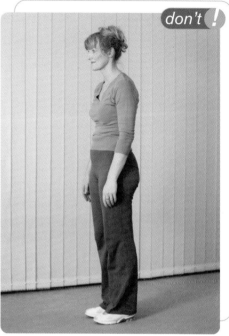

Von vornherein auf die Haltung achten. Damit geht ein hochgeschobener Hinterkopf einher, ein leicht angehobener Brustkorb und eine aufgerichtete Hüfte. Die Schultern eher senken als hochziehen.

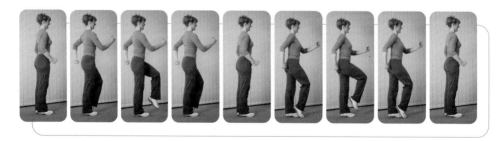

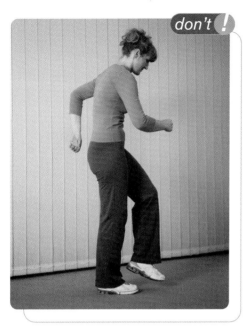 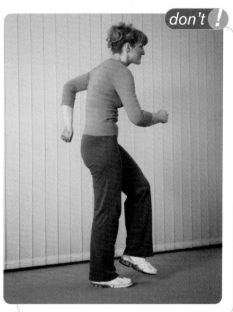

1. Stimme

- Die Füße werden abwechselnd mit den Fersen vorne aufgesetzt.
  (Dauer beliebig, Empfehlung liegt bei ca. 1 Minute).

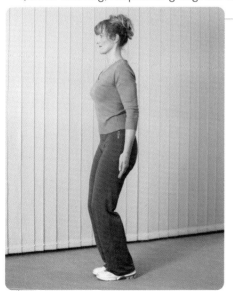 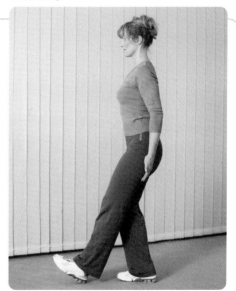

Start.

Zielposition abwechselnd auf beiden Seiten.

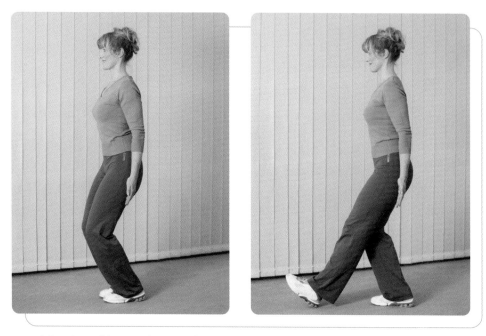

Intensivere Version durch tiefer gebeugte Beine.

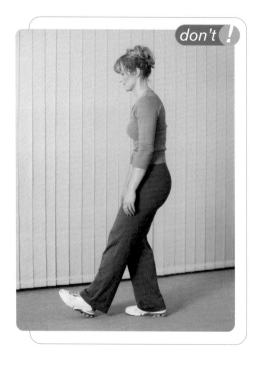

2. Stimme

- Die Füße stehen in der Grundposition, die Knie werden leicht gebeugt. Der Schultergürtel dreht sich horizontal sachte von rechts nach links um die senkrechte Körperachse herum (asymmetrischer Armeinsatz mit einem mittleren Hebel der Arme). Ca. 10x je Seite.

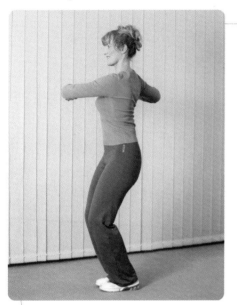 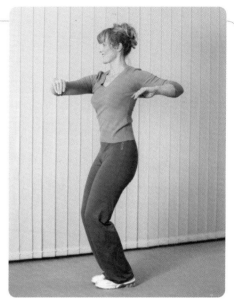

1. + 2. Stimme

- Zum Ferseneinsatz werden die Arme gegengleich mitgeführt (die zweite Stimme wird generell von den Armen bzw. dem Oberkörper gespielt).

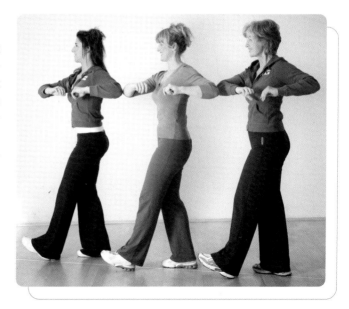

- Standposition üben, Seitenwechsel (hier bereits mit längerem Hebel der Arme).

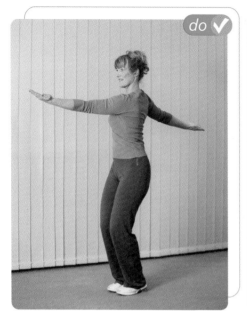

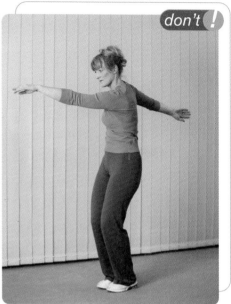

Nun den Wechsel der Fersen mit dem gegenläufigen Rotieren des Schultergürtels um die Körperlängsachse fließend mehrere Male durchführen, dabei auf besonders lange Hebel der Arme achten. Ca. 10x je Seite.

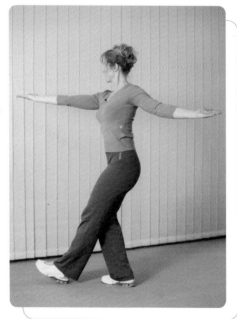

1. Stimme

- Jetzt die Knie abwechselnd heben. Ca. 10x je Seite.

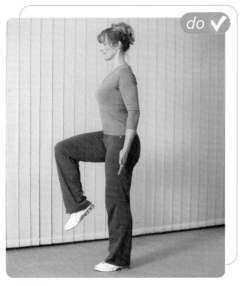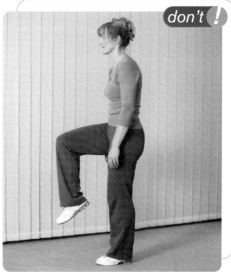

2. Stimme

- Armarbeit wieder gegengleich aufgreifen, zunächst mit einem kürzeren Amhebel. Ca. 10x je Seite. Dann mit einem mittleren Armhebel. Ca. 10x je Seite.

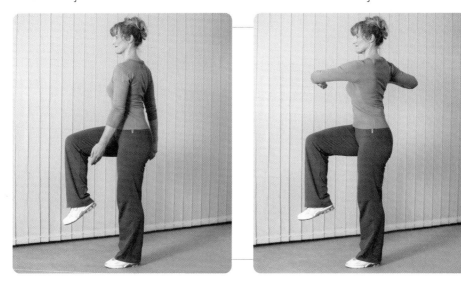

- Danach entspannt als aktive Pause ein paar Schritte gehen.

Kombination A

1. + 2. Stimme

4x Fersen wechselseitig vorsetzen mit kurzem Hebel des Schulterbereichs
4x Fersen vorsetzen mit mittlerem Hebel der Arme
4x Knie anheben mit kurzem Hebel des Schulterbereichs
4x Knie anheben mit mittlerem Hebel der Arme
(Mehrfach wiederholbar!)

Mit dieser kleinen Kombination können ganz schnell zehn Minuten ins Land gehen. Sie ist als Erwärmungsphase gedacht und ebnet uns durch Hochsetzen der Temperatur in der Muskulatur den Weg zu einem Training mit absolut guten Voraussetzungen und löst auf psychischer Ebene eine positive Einstellung zu körperlichem Training aus. Eine Ermüdung darf hierdurch nicht entstehen, ansonsten waren Dauer und/oder Intensität zu hoch.

Ein paar Schritte locker gehen.

2. Stimme

- Jetzt wird das Augenmerk auf die Arme gelegt: im Stehen die hängenden Arme gemeinsam aus- und eindrehen. Die Schulterblätter werden bei der Ausdrehbewegung flach an die Rippen gedrückt. (Symmetrischer Armeinsatz). Ca. 10x.

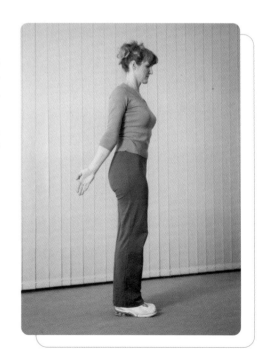

1. + 2. Stimme

- Wieder mit dem Gehen einsetzen und auf je 2 Schritte die Arme ausdrehen, auf die folgenden 2 Schritte leicht eindrehen. Dauer nach Lust und Laune.

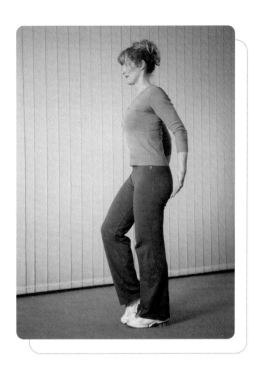

- Währenddessen die Arme beim Ausdrehen weiter zurückführen. Ca. 30 bis 60 Sekunden.

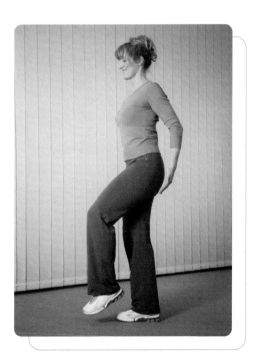

- Zum Fersenaufsetzen zurückkehren, nun den hinteren Arm generell bewusst ausdrehen. Die Armarbeit kann bis zu 2 Minuten durchgeführt werden.

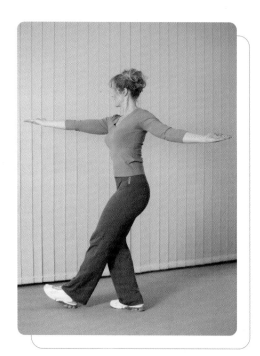

- Zwischendurch locker gehen und vielleicht schon mal etwas trinken (kalorienarm, ohne Zucker, Farbstoffe?).

- Erneut zum Anheben der Knie übergehen, eine halbe Minute mit flacheren Knien und dann eine halbe Minute mit höher angehobenen Knien.

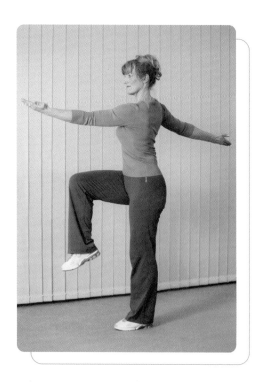

2. Stimme

- Im Stehen die Arme abwechselnd senkrecht zur Decke strecken. Der tiefe Arm zieht in leicht ausgedrehter Position nach unten, während der obere das Schultergelenk in die Streckbewegung nach oben mit einbezieht. Ca. 8x je Seite.

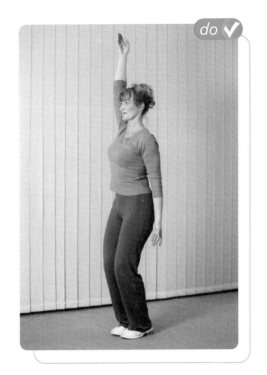

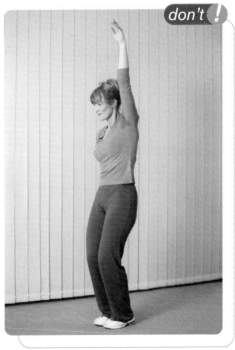

1. + 2. Stimme kombiniert

- Abwechselnd die Arme senkrecht ausstrecken, jeweils den rechten, wenn
die linke, den linken, wenn die rechte
Ferse vorgesetzt wird. Ca 10x je Seite.
Fehlerquelle: Wirbelsäule krümmt sich.

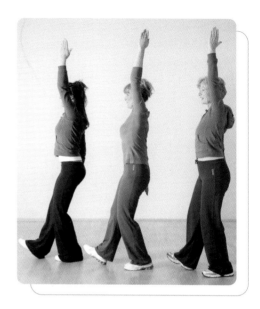

1. Stimme – Knee-lift

- Knie abwechselnd heben, ca. 10x je
Seite.

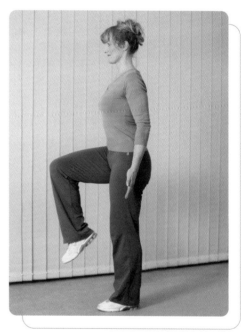

+ 2. Stimme

* Gegengleichen Arm senkrecht ausstrecken, mit dem Ziel die Rippen auf
  der entsprechenden Seite etwas auseinander zu ziehen. Ca. 10x je Seite.

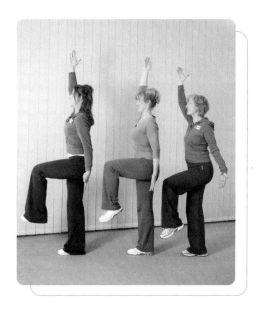

Fehlerquelle:
Oberkörper fällt in sich zusammen, der
Kopf hängt vorne.

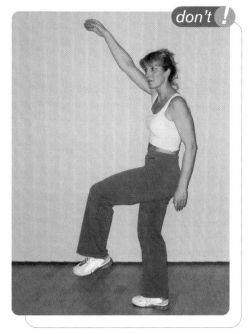

Kombination B

**4x Fersen vor mit mittlerem
Armhebel**
4x Fersen vor mit langem Armhebel
4x Knie heben mit langem Armhebel
**4x Knie heben mit senkrecht ausge-
strecktem Arm über dem jeweiligen Standbein**
Gesamte Kombination ca. 4x

Fehlerquelle: beim Vorsetzen der rechten Ferse den rechten Arm nach vorne führen oder
beim Heben des rechten Knies den rechten Arm (detto linksseitig) nach oben strecken.

Neues Thema

1. Stimme

- Man tippe immer abwechselnd mit den Füßen zur Seite, das Standbein bleibt dabei jeweils gebeugt. Nach einigen Minuten senkt sich das Standbein einige Zentimeter tiefer, wieder nach ca. 20 Wiederholungen streckt sich der gegengleiche Arm in die Senkrechte.

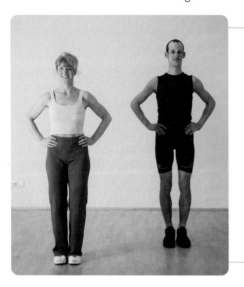 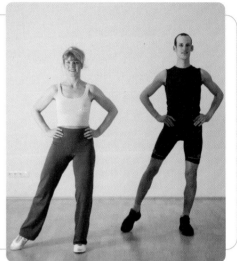

- Zweite Stimme ergänzen.

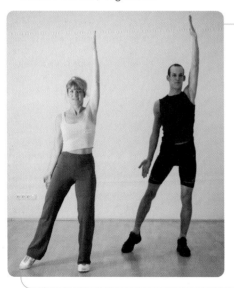 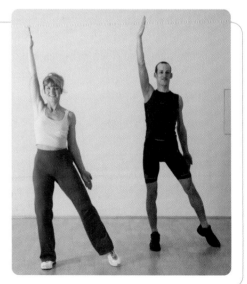

+ 2. Stimme unter Hinzunahme von statischem Training

- Die Hände bleiben vorerst passiv, liegen auf der Hüfte auf, dabei hebt man ein Bein seitlich leicht an für ca. 2 Sekunden. Und wechselt dann. Der Brustkorb bleibt angehoben (ohne Foto)
- Das seitliche Bein wird nun angehoben. Während der Haltephase streckt sich der gegengleiche Arm senkrecht, also wird beim Heben des rechten Beins der linke Arm aktiviert.

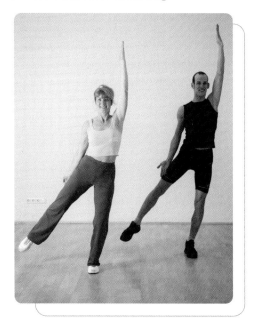

- Das seitliche Anheben beginnt erneut, allerdings nur 4x, dann wird ein Bein ca. 4 Sekunden in der seitlichen Position schwebend angehalten unter Hinzunahme der zweiten Stimme: 4x

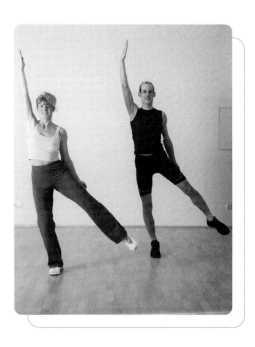

Kombination C aus bereits geübten Einzelschritten

4x Fersen vorsetzen mit mittlerem Armhebel horizontal
4x Knie anheben mit langem Armhebel horizontal
4x seitliches Tippen, gegengleichen Arm vertikal strecken
1x auf jeder Seite das gestreckte Bein schweben lassen, der gegengleiche
    Arm beschreibt einen großen Kreis
Gesamte Kombination ca. 4x

Kombination D

(mit links beginnen)
2x Fersen vorsetzen, zwei mit mittlerem Armhebel
2x Knie anheben, dabei einen langsamen Armkreis durchführen (mit rechts,
    wenn das linke Knie beginnt)
2x zur Seite tippen, mit senkrechtem Armeinsatz, den unteren Arm dabei aus-
    drehen
1x auf einer Seite das Bein schweben lassen und zeitgleich den Arm über
    dem Standbein 1x kreisen
Seitenwechsel auf rechts
and so on ... ca. 4x je Seite

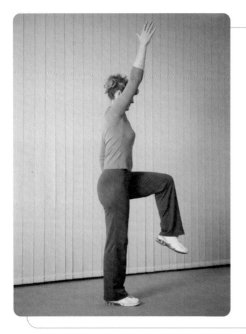 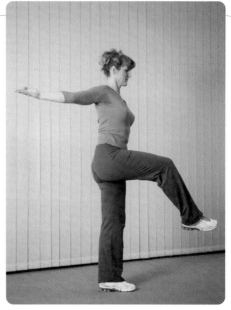

Kombination E

Nun die Kombination D wiederholen, dabei jeweils den gegengleichen Arm kreisen, wenn die Knie gehoben werden. Während der Haltephase des seitlichen Beins werden die gebeugten Arme mit gesenkten Schultern nach hinten gezogen.

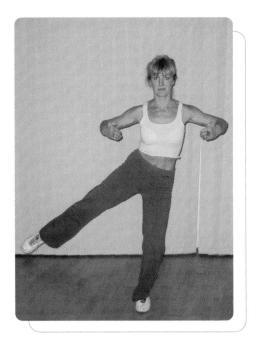

Die besondere Chance liegt in der präzisen Technik. Ein betont gebeugtes Standbein, ein deutlich seitlich angehobenes Bein und eine aufrechte Haltung bringen bei regelmäßigem Training den gewünschten Erfolg. Die Hüftgelenke erhalten mehr Stabilität, die vom Sitzen bei den meisten Menschen abgeschwächten Muskeln werden gekräftigt und der üblicherweise vernachlässigte Gleichgewichtssinn wird reaktiviert.

Fehlerquelle:
Hochgezogene Schultern und Hohlkreuz.

1. Stimme – lunge back

- Aus der geschlossenen Fußstellung werden die Beine abwechselnd nach hinten gesetzt und dann wieder geschlossen. Ca. 8x pro Seite.

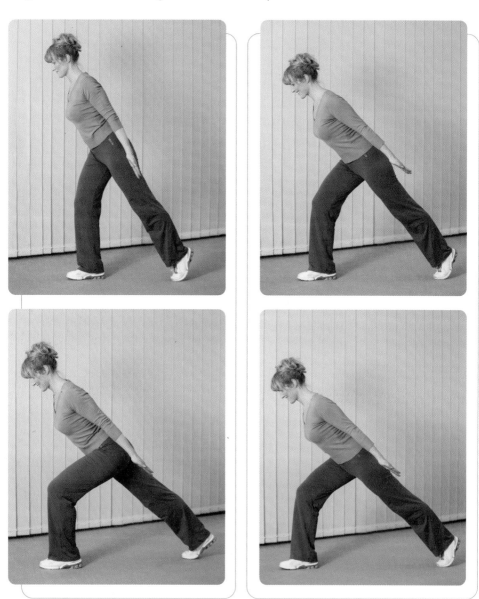

Die Übung beginnt mit einem kleineren Schrittmaß und wird jeweils nach ca. acht Wiederholungen in zwei Intensitätsstufen größer.

Kombination 1. + 2. Stimme

Es schiebt sich der gegengleiche Arm (immer in Bezug zum vorderen Bein gesehen) in eine Diagonale, die möglichst die Verlängerung des hinteren Beins bilden sollte. Fehlerquellen: Rücken biegt sich ins Hohlkreuz; Oberkörper fällt rund in sich zusammen; Passgang, d. h. Arm und Bein auf derselben Seite in der vorderen Position (siehe Foto).

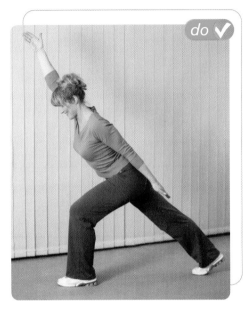 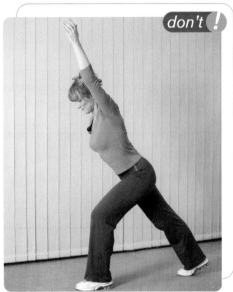

- Intensivierung durch Halten des hinteren Beins.

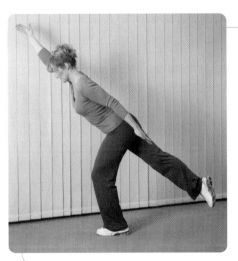 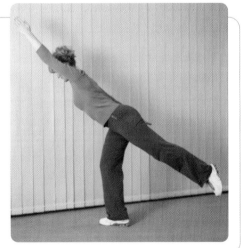

- Wer sich beim Schweben etwas unsicher fühlt, kann sich einen Stuhl oder ein anderes Möbelstück anfangs zu Hilfe nehmen. Langer Hebel, Arm diagonal, je nach Ausrichtung der Hüfte.

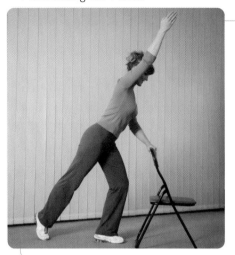
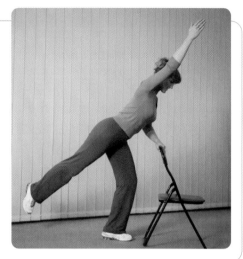

Kombination E

4x Ausfallschritt, dann aus dem Ausfallschritt (1. Stimme) das hintere Bein zum Schweben anheben (ca. 2 Sekunden) und schweben lassen, dann schließen und die Seite wechseln.

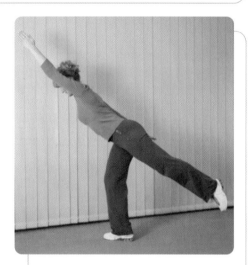

Ca. 4x pro Seite. Während des Schwebens den Arm auf der Spielbeinseite ausstrecken.

Kombination F

Kombination E wiederholen, während des Schwebens mit dem Arm einen langsamen, großen Kreis beschreiben, bei dem der Arm hinten ausgedreht wird und sich das Standbein etwas tiefer beugt. Es folgen 4 Hebebewegungen der Knie (siehe S. 86 unten). Ca. 4x pro Seite.

Kombination G

1. Stimme

4x Ausfallschritt abwechselnd
4x Ausfallschritt mit tieferem Standbein, also stärker gebeugtem Knie
2x das Bein leicht schweben lassen
1x je Bein aus dem Ausfallschritt seitlich das Bein angewinkelt in einem
Halbkreis bis nach vorne in die Grundstellung der Füße führen,
Seitenwechsel

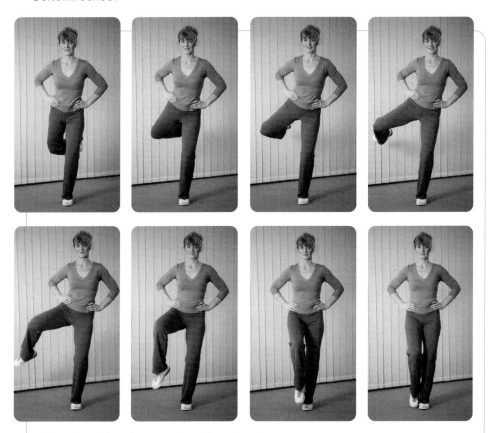

Zunächst 4 Durchgänge ohne Armeinsatz.

2. Stimme

- Die Hände werden entweder auf die Hüfte gestützt oder die Arme nur zur leichten Balancehilfe seitlich gehalten. Erneut 4 Durchgänge.

Neues Thema

1. Stimme – Squat

- Aus der Schlussstellung zur Seite mit gebeugten Knien in die Grätsche gehen, zur Ausgangsstellung zurückkommen und dabei die Gesäßmuskeln anspannen, dann eine Grätsche zur anderen Seite durchführen. Ca. 8x pro Seite.

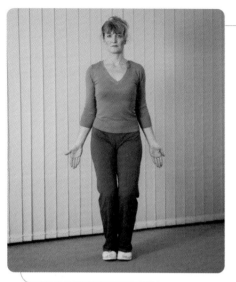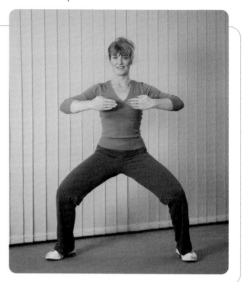

- Aus der Grundstellung in den Squat mit Armeinsatz horizontal. Ca. 8x pro Seite.

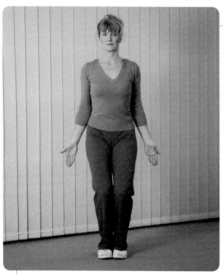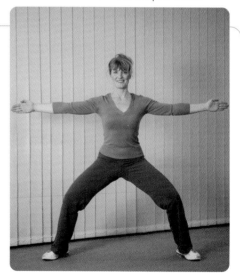

Kombinationsmöglichkeit

- Die Grundstellung wird mit dem Squat und dem schwebenden Bein fließend verbunden, abwechselnd auf beiden Seiten. Ca. 4x pro Seite.

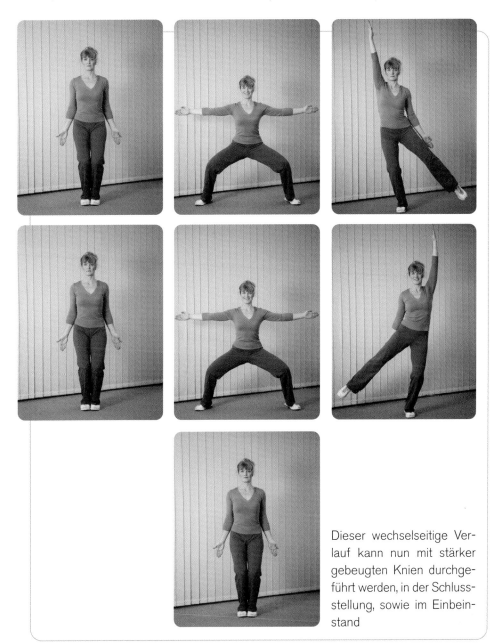

Dieser wechselseitige Verlauf kann nun mit stärker gebeugten Knien durchgeführt werden, in der Schlussstellung, sowie im Einbeinstand

Wir widmen uns dem nächsten Praxisthema: Mit parallel stehenden Füßen und leicht gebeugten Knien beginnt die Hüfte sich langsam nach vorn (beim Einatmen also den Po rausstrecken) und dann nach hinten zu kippen (beim Ausatmen nun den Po einziehen), 10 bis 15x. Hände bleiben aufgestützt an der Hüfte.

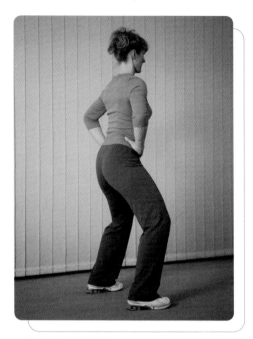

Schon kommt die nächste methodische Stufe: Beim Höhlen der Wirbelsäule drehen sich die Arme aus, beim Runden ein – und immer hübsch die Knie gebeugt lassen! Ca. 6x. Mehrere ruhige Wiederholungen in Anpassung an den eigenen Atemrhythmus werden empfohlen.

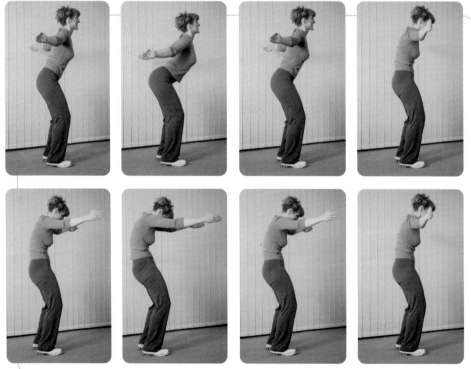

Nachdem der Körper bei der Durchführung mehrerer Kombinationen sehr gut warm geworden ist und der Rücken mobilisiert wurde, folgt eine Standübung zur Kräftigung des Rückens in Kombination mit einer Aktivierung der Bein- und Gesäßmuskulatur.

Dieser Ablauf hat unter anderem aber auch die Aufgabe, eine Technik zu vermitteln, die jedem das Aufheben schwerer Dinge erleichtert und das Risiko, dabei einen Bandscheibenvorfall zu erleiden, stark reduziert. Die leichte Drehung erfolgt beim Ausatmen. 3 bis 5x pro Seite.

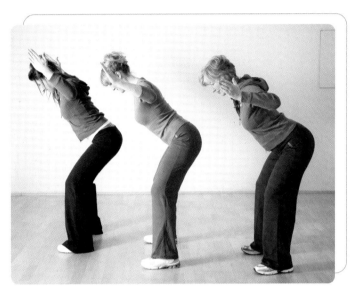

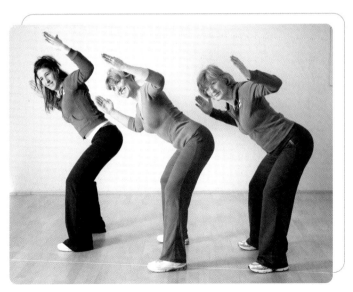

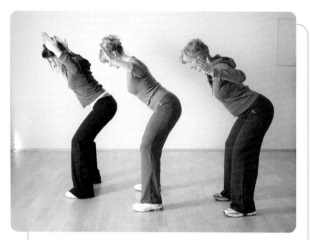

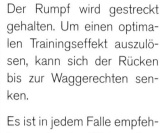

Der Rumpf wird gestreckt gehalten. Um einen optimalen Trainingseffekt auszulösen, kann sich der Rücken bis zur Waggerechten senken.

Es ist in jedem Falle empfehlenswerter, den Rücken oberhalb der Waagrechten in sich gestreckt zu halten, als sich tiefer zu neigen und dabei einen Rundrücken zu riskieren. Eventuell fehlt für die optimale Postionierung ja noch ein wenig Kraft (... aber nicht mehr lange!).

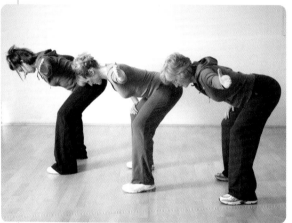

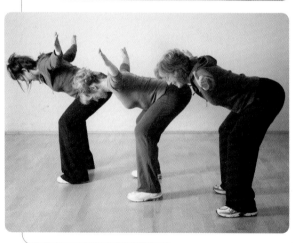

Die Arme erreichen durch eine Endposition oberhalb der Rückenebene (mit leicht wippendem Charakter) eine höhere Effektivität, als würden sie unterhalb des Rumpfes gehalten werden. In jeder Position ca. 10x leicht mit den Armen nach oben wippen (die Handflächen zeigen dabei nach vorn, die Daumen nach oben).

Leider sieht man ja seinen eigenen Rücken nicht wirklich gut. Hier kann man zur besseren Vorstellungskraft, was mit dem eigenen Rücken seiner Wirbelsäule und Muskulatur passiert, auf den Fotos deutlich den Unterschied sehen.

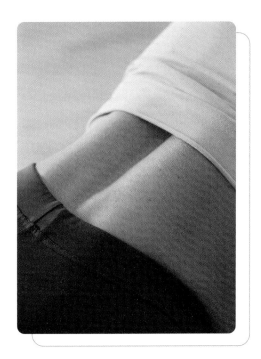

- Aktivierte Rückenstreckmuskulatur zur Stabilisierung der Wirbelsäule.

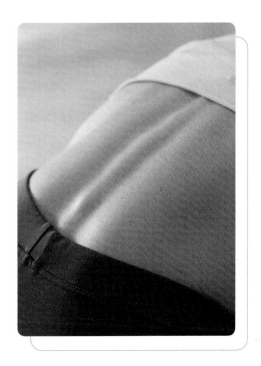

- Inaktive Rückenstrecker beim Runden des Rückens, die Last des Oberkörpers hängt ganz alleine an der Wirbelsäule, die so die Bandscheiben stark gefährdet. Sie tritt hier deutlich sichtbar hervor.

107

Floorwork

Es folgen einige Vorschläge für ein Bodentraining:

In der Bankstellung beginnend den Rücken höhlen (einatmen) und runden (ausatmen). 5 bis 10x.

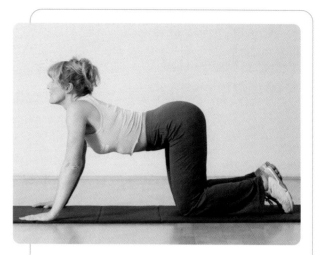

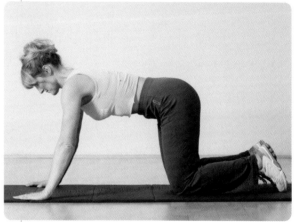

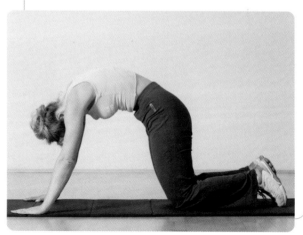

Aus der Neutragstellung in eine moderate Form der Liegestütze gehen. Dabei die Atmung unbedingt beachten: beim Senken ausatmen, beim Hochkommen einatmen, um dem sich dabei verändernden Blutdruck gerecht zu werden. 5 bis 10x.

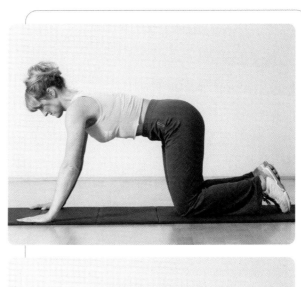

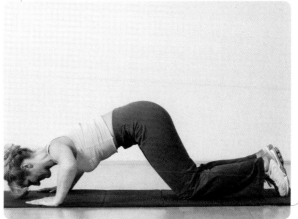

In der angewinkelten Seitposition wird begonnen die Hüfte beim Ausatmen zu heben. Nach einigen Wiederholungen variiert die Beinhaltung. Zwischendurch wird das Becken jedes Mal wieder abgelegt.

Jede veränderte Position während des Hebens 2 bis 4x durchführen.

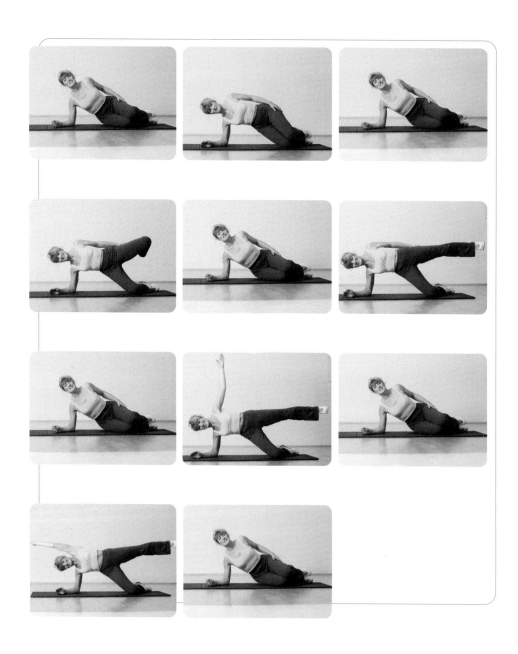

Die gleichen Varianten lassen sich auch als Kombination durchführen, sodass das Senken erst ganz zum Schluss erlösend folgt. Aber auch hier ist es von großer Wichtigkeit, ohne Unterlass zu atmen.

Zu beachten ist ein stabiles Schultergelenk auf der Stützseite. Man schiebt sich eher vom Boden weg, als den Rumpf hängen zu lassen.

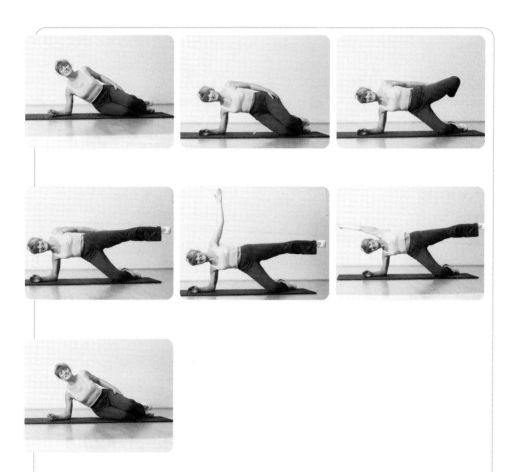

Die stabilisierende Wirkung für den Rumpf ist von großem Nutzen zur Vermeidung von Rückenbeschwerden. Durch die Kombination mit einem Kräftigungsanteil für die seitliche Gesäßmuskulatur erreicht man einen wertvollen Doppeleffekt.

Nun folgt ein Special für den Bauch. Es wird in der Rückenlage begonnen, beide Beine sind angewinkelt und die Füße stehen auf dem Boden. Während der Ausatmung wird ein Bein angewinkelt Richtung Bauch gezogen, beim Einatmen wieder gesenkt. Dies passiert abwechselnd mit den Beinen. Ca. 4x pro Seite.

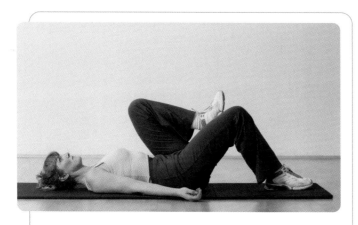

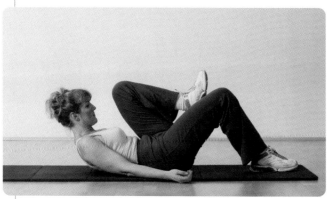

Während des Heranziehens des Beins heben sich der Kopf und der Schultergürtel. Ca. 4x pro Seite.

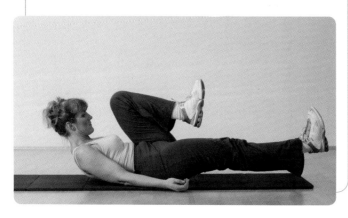

Während Knie und Oberkörper zueinander gezogen werden, streckt sich das andere Bein waagrecht in die Schwebe. Nach einer kurzen Haltephase (atmen!) den Oberkörper abrollen und die Füße wieder aufstellen. 4x pro Bein.

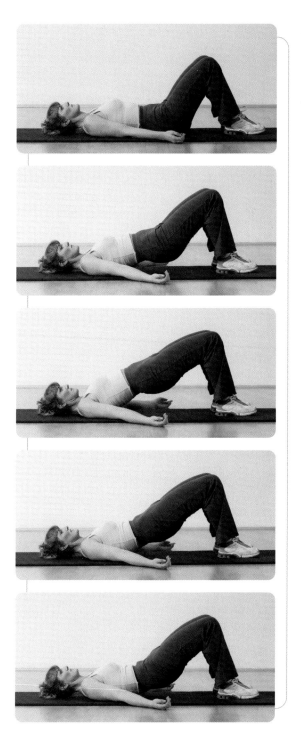

Abschließend wird in Ruhe in der Rückenlage die Hüfte gehoben und der Rücken dann rund in Muße abgerollt. Dies kann mit Armen neben dem Körper liegend geschehen oder ...

113

… bei guter Beweglichkeit des Schultergürtels mit entspannten Armen, die mit leicht gebeugten Ellenbogen hinten abgelegt sind.

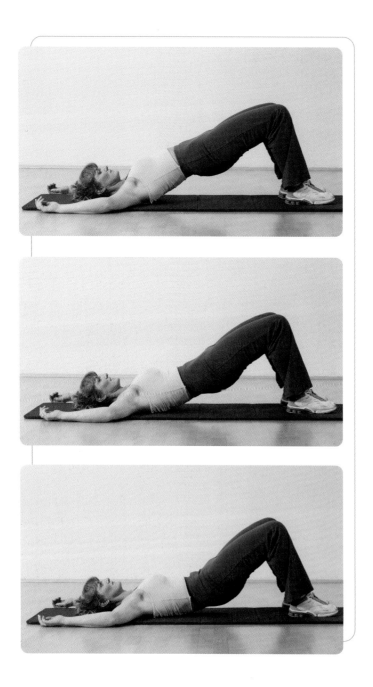

- Nach ca. 5 Wiederholungen ist das Aktiv-Programm beendet. Es folgt nur noch für jedes Bein je eine Dehnübung der Oberschenkelvorderseite.

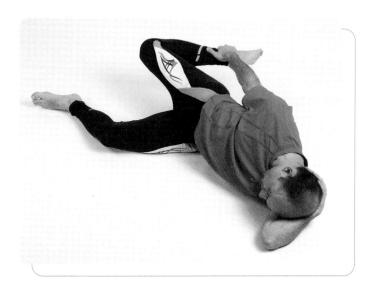

... und ganz genüsslich sinkt man dann mit herangezogenen Beinen, entspannten Armen und bequem abgelegtem Kopf auf eine Seite, vielleicht ja zu sanfter Musik, und danach ...

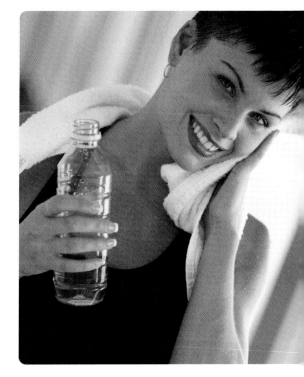

... endlich ... hat der Mover eine Dusche verdient, ausreichend Wasser, einen frischen Salat mit Sprossen und einen frisch gepressten Saft!

Der Leser bzw. die Leserin mag entschuldigen, dass ich kurz in die direkte Rede wechsele ... Wenn Sie sich Übung für Übung an die Empfehlungen gehalten und Sie ein regelmäßiges Training geplant haben, dann könnte sich in nur wenigen Wochen Ihre Leistungsfähigkeit auffallend verbessern und sich bei Ihnen das Bedürfnis nach mehr **Medical Move** einstellen.

Die eine Möglichkeit wäre das Trainieren in einer Gruppe zusammen mit einem geschulten **Medical Move**-Trainer, die andere das Warten auf das zweite Buch. Fragen Sie in Fitness-Studios, Vereinen und Physiotherapie-Praxen nach **Medical Move**-Kursen, oder schauen auf unserer Homepage nach den Einrichtungen und Trainern in Ihrer Nähe.

Das nächste Buch wiederum knüpft an die Basisbewegungen an, bringt Sie allerdings ein klein wenig mehr ins Schwitzen und fordert erheblich die Koordination. Freuen Sie sich auf eine Vielfalt an intensiven und multimuskulären Kombinationen, wie Sie sie noch in keinem Trainingsratgeber bisher gefunden haben.

Ich wünsche Ihnen weiterhin viel Elan, bleiben Sie am Ball, es lohnt sich. Sie können stolz auf sich sein!

Sich viel jünger fühlen, als man ist, macht totalen Spaß! Aber Achtung, es könnte sich ein suchtartiger Zustand einstellen!

Ihre Anja Blaku

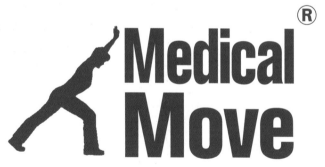

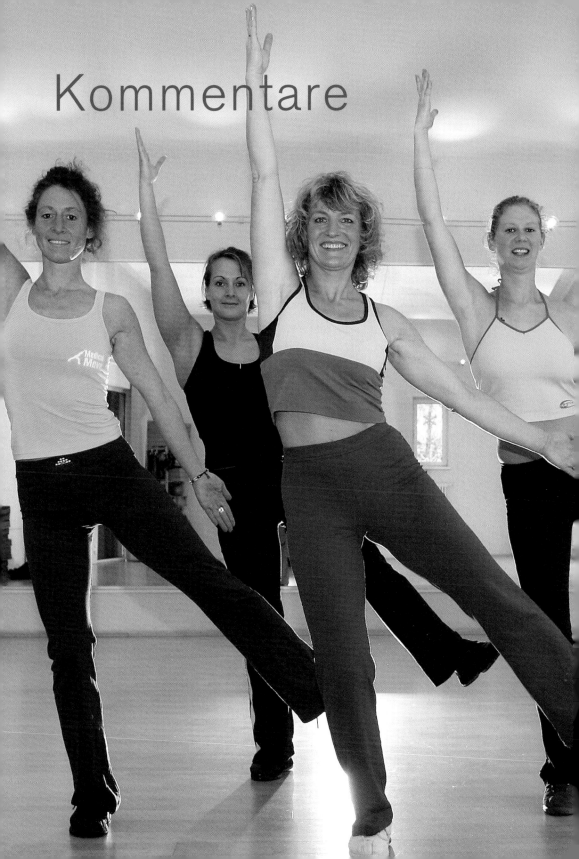

Kommentare

Prof. Dr. Angela Zink

(Deutsches Rheumaforschungszentrum und Charité Berlin)

Aus eigener Erfahrung kann ich bestätigen, dass ein regelmäßiges **Medical Move**-Training zu einer nachhaltigen Verbesserung von Ausdauer, Koordination, Kraft und Beweglichkeit führt. Zusätzlich ermöglichen die fünf unterschiedlichen Intensitätsstufen eine hervorragende Einstufung der Teilnehmer, um eine Über-, aber auch eine Unterforderung zu verhindern. Besonders für Personen mit Einschränkungen ist dies wichtig zu wissen. Auch Menschen mit Übergewicht, Arthrose und Bandscheibenproblemen können mit dem Basic-Programm **Medical Move** beginnen. Sogar nach operationsbedingter Rehabilitationsphase kann in vielen Fällen zu diesem Training geraten werden.

Dr. Rita Engelhardt (Orthopädin)

Aus meiner langjährigen Erfahrung als Ärztin für Orthopädie, speziell für Sportmedizin, weiß ich, wie wichtig ein regelmäßiges Training für das Wohlbefinden und den Erhalt des Bewegungsapparates ist. Will man spätere Beschwerden und zukünftige Operationen vermeiden, so ist es dringend erforderlich, sein Muskelkorsett intensiv zu trainieren. Meiner Einschätzung nach ist das **Medical Move**-Trainingskonzept durch seine vielfältige und physiologisch anspruchvolle Herangehensweise der Schlüssel für ein beschwerdetreies Leben.

Edmund Fröhlich

(Edmund Fröhlich, Vorstand der medinet AG, Bad Orb/Bad Kösen)

Ich habe Therapeutinnen nach dem **Medical Move**-Prinzip schulen lassen, weil ich ein solch komplexes Gesundheitstraining in der Prävention als genauso wertvoll erachte wie in der Rehabilitation. In unserer medinet Spessart-Klinik Bad Orb können stationäre adipöse Patienten in der Bewegungstherapie bereits **Medical Move** kennen lernen. Ab der Wintersaison 2006/2007 starten wir erstmalig neue **Medical Move**-Kurse auch für Tagesgäste und Interessierte aus dem Main-Kinzig-Kreis.

Dr. Kerstin Brandes

(Fachärztin für Allgemeinmedizin, Sportmedizin)

Medical Move hat nach meiner eigenen sechsjährigen Erfahrung ausgesprochen positive Auswirkungen auf das physische und psychische Wohlbefinden und ist eine wirksame Prävention vieler Erkrankungen und eine sinnvolle Therapieergänzung bei vielen Krankheitsbildern. Beispiele gibt es viele – ohne regelmäßiges Training wird sich kaum jemand dauerhafter Gesundheit erfreuen können.

Susanne Finsterer (TV-Journalistin)

In meinem fast 20-jährigen journalistischen Leben habe ich nie eine Frau kennen gelernt, die mit einem derartigen Gleichklang von Kompetenz und Leidenschaft Menschen zu Beweglichkeit und körperlicher Leistungsfähigkeit antreibt. Eigentlich hatte ich Anja Blaku im Rahmen einer Recherche aufgesucht, mich dann aber am Tag nach der ersten Begegnung direkt zum Personal Training angemeldet, um meine persönliche Rehabilitation nach schwerer Krankheit anzugehen. Beim ersten Training mussten wir schon nach zwei Minuten eine Pause einlegen, nach einem Vierteljahr war ich fitter als in meinen ganzen sportlichen Jahren zuvor. Anja Blaku ist ein Grund, nicht aus Berlin wegzuziehen.

Dr. Gerhardt Voss (Orthopäde)

Kommentar aus der Gesundheitssendung „Qui Vive": **Medical Move** ist als Training zur Prävention sehr gut geeignet. Die Einzelbewegungen sind nicht neu, aber die Art der Kombination, die gab es bisher so noch nicht.

Glossar

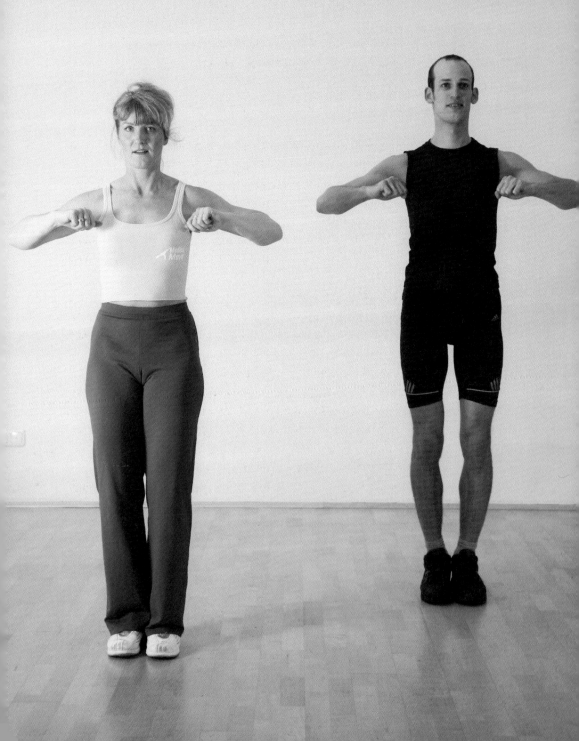

Allgemeines Nachschlageverzeichnis

Begriff	Erläuterungen
Abduktion	Wegführen von Arm oder Bein vom Körper (Abspreizen).
Adduktion	Hinführen zum Körper (Heranziehen).
Adipositas	Schweres Übergewicht.
Aerob	Bei aeroben Aktivitäten verfügt der Körper über ausreichend Sauerstoff.
Aerobic	Eine rhythmische, in der Gruppe ausgeführte Ausdauertrainingsform mit hohem choreografischen Anspruch.
Anaerob	Bei anaeroben Aktivitäten geht der Körper eine Sauerstoffschuld ein (nur kurze Zeit möglich, ungeeignet für Breitensportler).
Arthritis	Entzündungszustand bei Arthrose, zieht lokal für das entsprechende Gelenk Sportverbot nach sich (geht mit Schmerzen einher).
Arthrose	Abnutzung der Gelenke, erst Knorpel, dann Knochen.
Balance	Fähigkeit, den Körper auch in schwierigeren Positionen, z. B. Einbeinstand, stabil zu halten. Schwanken und Umkippen müssen vermieden werden können.
Bandscheiben	Bewegliche Pufferschichten zwischen den Wirbeln.
Bandscheibenvorfall	Eine aus der Grundposition herausgeschobene Bandscheibe, die dadurch auf einen Nerv drückt, der Schmerzen oder sogar Bewegungseinschränkungen verursacht.
Beckenboden	Eine aus mehreren Schichten bestehende Muskelplatte, die annähernd den Beckenbereich von unten verschließt. Sie wird während der Geburt stark gedehnt und erreicht häufig ihre volle Kraft nicht wieder zurück, wodurch z. B. ungewollter Urinverlust beim Husten entstehen kann.
Blutdruck	Der Druck in den Blutgefäßen; Sport nicht mehr empfehlenswert ab 160/90 mm/Hg. Medikamentöse Behandlung oft eine Zeit lang nötig, normalisiert sich durch Ausdauersport sehr häufig.
BMI	Body-Mass-Index: Körpergewicht geteilt durch Körpergröße zum Quadrat. Normalwerte liegen zwischen 20 und 25, ausgenommen Leistungssportler mit überdurchschnittlichem Muskelanteil.

Bodyshape	Figurtraining in der Gruppe, hauptsächlich für den Bauch, das Gesäß und die Beine.
Brustwirbelsäule	12 Wirbel, an denen die Rippen ansetzen.
Crunches	Bauchkräftigungsübungen in der Rückenlage.
Curls	Ellenbogen- und Kniebeugebewegungen.
Diät	Jegliche Form von vorsätzlich ausgewählten Lebensmitteln, die von normalem Essverhalten abweichen. Risiko in den meisten Fällen groß, dass durch Mangelernährung Defizite entstehen. Häufig im Eiweißbereich, was eine Abnahme der Muskelmasse hervorruft und dadurch den Jo-Jo-Effekt begünstigt. (Später dicker als vor der Diät.)
Diastole	Phase des Herzens, während es nicht schlägt (Ruhephase).
Effektivität	Ergebnis von Training in möglichst kurzer Zeiteinheit.
Fettanteil	Anteil des Körpers, der keine Kalorien verbrennt, als Depot angelegt für „schlechte Zeiten". 22 bis 28 Prozent bei Frauen empfohlen, bei Männern 18 bis 25 Prozent.
Fraktur	Knochenbruch.
Gluteus maximus	Größter Gesäßmuskel.
Habituelle Haltung	Die Körperhaltung, die man üblicherweise einnimmt.
Herzfrequenzmesser	Brustgurt mit Uhr zum Anzeigen der aktuellen Pulsschläge pro Minute.
Herzinfarkt	Durch Sauerstoffunterversorgung ausgelöstes Nichtarbeiten des Herzens. Verengte Herzkranzgefäße durch Rauchen, falsche Ernährung und negativen Stress sind die häufigsten Gründe.
Hypertonie	Zu hohe Spannung, zu hoher Druck, z. B. Blutdruck.
Hypotonie	Zu niedrige Spannung, zu niedriger Druck, z. B. Blutdruck.
Knee-lift	Anheben eines Knies, meist mehrfach im Wechsel rechts und links.
Knorpel	Schutzschichten der Gelenke.
Kreuzbein	Verbindungsstück der beiden Hüftschalen (hinten).
Lendenwirbelsäule	Fünf Wirbel auf Taillenhöhe.
Monolateralismus	Einseitiges Armverhalten, zum Beispiel bei Handwerkern, Tennisspielern, aber auch im Alltag verstärkt bei Rechtshändern, führt zu dysharmonischer Rumpfmuskulatur. Diese wiederum kann die Wirbelsäule aus ihrer Achse bringen. Es besteht Skoliosegefahr.

Muskeltonus	Spannungszustand der Muskulatur/im Nacken oft zu hoch, in der Bauch-, Gesäß- und Oberschenkelmuskulatur meist zu niedrig.
Nordic Walking	Moderates Outdoor-Ganzkörpertraining mit Stöcken.
Osteoporose	Verringerung der Knochendichte.
Pilates	Ruhiges Muskelkräftigungstraining, unter Einbeziehung einer speziellen Atemtechnik und der Focussierung auf den Beckenboden sowie einen stabilen Rumpf (Powerhouse).
Prolaps	Bandscheibenvorfall.
Protrusion	Vorwölbung einer Bandscheibe, Vorstufe zum Vorfall.
Puls	Der Herzschlag; das Blut wird dabei in den Kreislauf gepumpt. Am Handgelenk, der Halsschlagader und der Hüftbeuge gut zu ertasten. Sollte in Ruhe zwischen 45 und 55 liegen. Steigt unter Belastung stark an. Grenzbereich liegt bei Breitensportlern bei ca. 150. Sollte aber in Abhängigkeit zu Alter und Leistungsstand individuell ermittelt werden.
Ruptur	Riss im Muskel-, Sehnen- oder Bandbereich.
Schlaganfall	Platzen eines Gefäßes im Kopf mit mehr oder minder starken Ausfallerscheinungen bestimmter Körperfunktionen.
Skoleose	Seitliche Verkrümmung der Wirbelsäule.
Spinning	Ausdauerkurs auf Standfahrrädern.
Squat	Grätsche mit gebeugten Beinen.
Superkompensationseffekt	Anpassung der Muskulatur durch Kraftzuwachs an wiederkehrendes Training (auch im Ausdauerbereich).
Systole	Phase des Herzens beim Pumpen des Blutes in den Kreislauf; dabei schließen sich die Herzklappen.
Tai-Chi	Ruhiges Schattenboxen mit Ursprüngen aus asiatischen Kampfsportarten. Heute mehr zum Entspannen und Besinnen genutzt.
Wirbelsäule	Die knöcherne Senkrechtachse des Körpers, bestehend aus 24 einzelnen Wirbelkörpern. Sie ist beweglich in unterschiedliche Richtungen, neigt jedoch durch fehlende muskuläre Stabilisierung zu unphysiologischen Verstärkungen der natürlichen Krümmungen (Doppel-S-Kurve). Buckel, Hohlkreuz und Bandscheibenprobleme sind die Folge.
Zilgrei	Schmerz-Selbsttherapie durch bestimmte Positionen in Kombination mit speziellem Atemzyklus. Wird durch Zilgreilehrer vermittelt, die aber nicht selber Hand anlegen. Die Durchführung obliegt dem Teilnehmer.

Was wär ich ohne euch??!!

An diese Stelle gehört mit aller mir möglichen Deutlichkeit, Tiefe und Ernsthaftigkeit der Dank an all die Menschen, die mein Leben maßgeblich beeinflusst haben, wie meine Mutter, ihren Lebensgefährten, meinen Bruder und meine Töchter.

Auf beruflicher Ebene durfte ich durch Andrea Bannat, Ulrich Pötter, Roland Fricke, Dr. Jutta Semler, Susanne Finsterer, A. und J. Holzberg, Claudia Wentzel, Irene Hansen, meine Mitarbeiter des Wellness Studios in Berlin, die Firma Sigma (Sponsor der Pulsuhren), Dr. Klaus Dittmar und andere, die ich leider hier nicht alle nennen kann, Unterstützung erfahren, für die ich auch meine große Dankbarkeit aussprechen möchte.

Auf keinen Fall dürfen die treuen Kursteilnehmer/-innen vergessen werden, die sich seit Jahren von mir ins Schwitzen bringen lassen.

Last, but not least gilt es, meinem Partner meine Begeisterung über sein Engagement auszudrücken, mit dem er meinen beruflichen Weg begleitet, und das Verständnis, das er für meinen Arbeitswahn aufbringt.

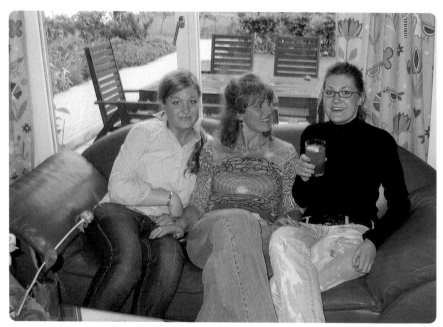

Anja Blaku mit ihren Töchtern Pauline und Luise

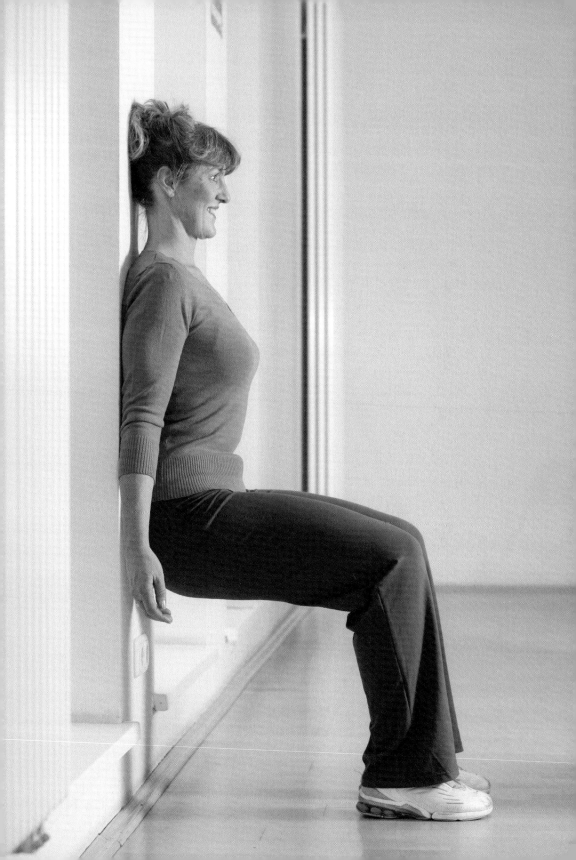

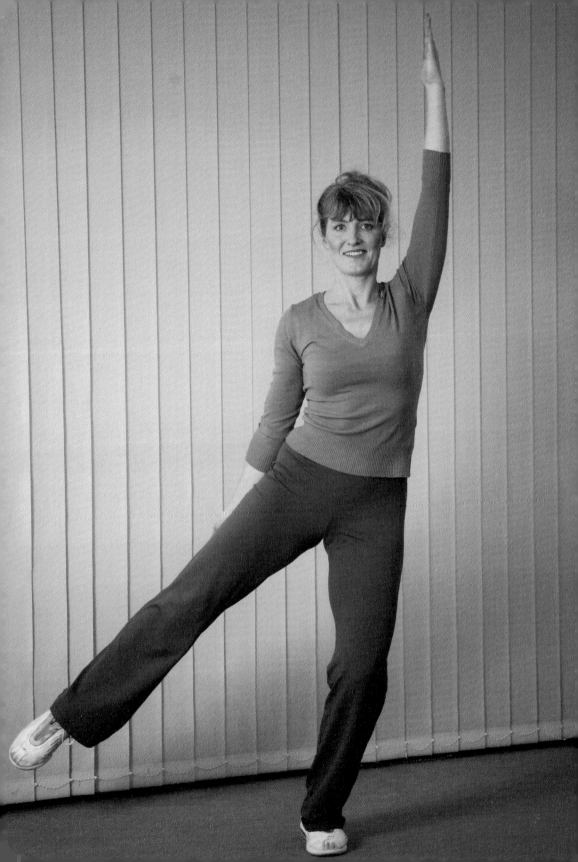

Schlaue Ratgeber:

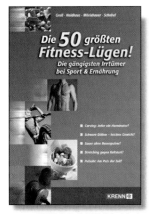

ISBN 3-902351-41-1

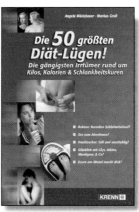

ISBN 3-902351-65-9

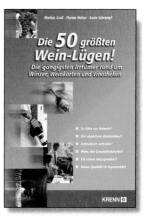

ISBN 3-902351-84-5

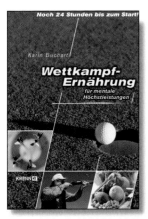

ISBN 3-902351-66-7

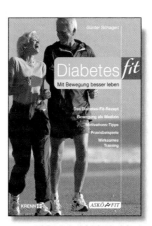

ISBN 3-902351-92-6

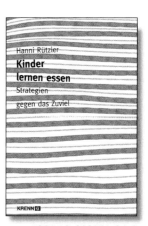

ISBN 3-902351-94-2

Bestellungen richten Sie bitte an die Hubert Krenn VerlagsgesmbH oder an Ihre Buchhandlung.

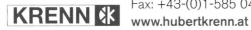

Hubert Krenn VerlagsgesmbH
A-1040 Wien · Gußhausstraße 18 · Tel.: +43-(0)1-585 34 72
Fax: +43-(0)1-585 04 83 · E-Mail: hwk@buchagentur.at
www.hubertkrenn.at

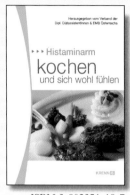
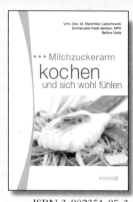
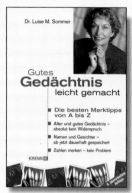
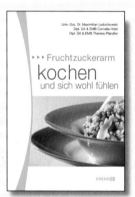
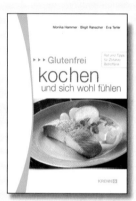
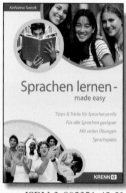
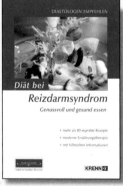
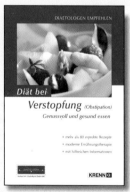
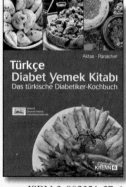